协和医生说乳腺

王学晶　主编

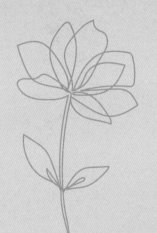

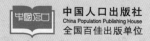

中国人口出版社
China Population Publishing House
全国百佳出版单位

图书在版编目（CIP）数据

协和医生说乳腺 / 王学晶主编 . —— 北京：中国人口出版社，2023.8

ISBN 978-7-5101-8256-3

Ⅰ.①协… Ⅱ.①王… Ⅲ.①乳腺癌 – 防治 – 问题解答 Ⅳ.① R737.9–44

中国版本图书馆 CIP 数据核字（2021）第 244315 号

协和医生说乳腺
XIEHE YISHENG SHUO RUXIAN

王学晶　主编

策 划 编 辑	刘继娟
责 任 编 辑	刘继娟
装 帧 设 计	华兴嘉誉
责 任 印 制	林　鑫　任伟英
出 版 发 行	中国人口出版社
印　　　刷	北京柏力行彩印有限公司
开　　　本	880毫米 × 1230毫米　1/32
印　　　张	5.375
字　　　数	98 千字
版　　　次	2023 年 8 月第 1 版
印　　　次	2023 年 8 月第 1 次印刷
书　　　号	ISBN 978-7-5101-8256-3
定　　　价	42.00 元

电 子 信 箱	rkcbs@126.com
总编室电话	（010）83519392
发行部电话	（010）83510481
传　　　真	（010）83538190
地　　　址	北京市西城区广安门南街 80 号中加大厦
邮 政 编 码	100054

版权所有　侵权必究　　质量问题　随时退换

序

　　"我们保护了一位女性的乳房，不只是治愈了一位独立的女性，同时保护了一个家庭……"这是我在工作中逐渐体会到的一句话。

　　在人群熙攘的换药室、在屏气凝神的手术中，我们经常忽略与患者的沟通交流。我常常提醒乳腺外科里的年轻医生："要与患者多谈心。制订合理的诊疗方案，是乳腺科医生应该做的最基本的工作。但是让患者了解自己的处境、理解医生所说的每一句话更重要。"

　　在我 30 余年的乳腺疾病诊疗过程中，接触了各种各样的女性患者。有面对疾病懵懵懂懂的年轻女孩，有患病后只担心丈夫、孩子无人照料的家庭主妇，也有拖延救治不愿麻烦晚辈的老奶奶。我发现她们有一个共性：对疾病没有一个初步的认知，即使是接受过高等教育的女性，有的人对自己的乳房状况也是一无所知。作为乳腺专科医生，在诊疗疾病的同时，要向全社会科普关于乳房健康的知识，让女性朋友对自己的乳房状况有最基本的知识储备，才能帮助她们避免无谓的焦虑，更能避免延误治疗，导致致命性的后果。从某种程度来说，这比手术切除掉一个乳房肿瘤更有意义。

感谢我们乳腺科的几位年轻医生，他们能够重视乳腺健康科普，在紧张的临床工作之余，抽时间编写这本科普专著。他们除了每天接诊大量患者、为患者实施手术外，还阅读了大量的文献，既是经验丰富的临床医生，也是科研前沿的探索者。

通读全文，我发现这是一部很有特点的科普作品。文中描述的许多场景对话真实地发生在我们的门诊和病房。他们没有照本宣科地搬运文献资料，而是结合自己的临床经验，从一个乳腺科医生的角度向读者全面介绍了乳腺相关的知识，告诉广大读者"哪些是正常的，哪些是不正常的，为什么医生会这样做，我可以怎样做……"无论是健康女性还是患者都能从文中得到一些答案。

我鼓励更多的医生分出一些精力，投入科普创作中去。我更希望不只是女性朋友，所有读者都能够花一些时间，主动关注自己的身心状况，做好知识储备。

保护好女性，保护好每一个家庭，是我们共同的理想。

孙　强

2023 年 6 月

前　言

　　乳房，是女性躯体的重要器官，也是女性体态美的重要标志。

　　女性乳房的健康问题，会伴随女性从出生到衰老。

　　随着全社会健康意识的提高，尤其是女性保健意识的提升，越来越多的女性开始关注乳房健康，也会通过各种途径主动探寻保护乳房的知识和方法。

　　作为乳腺科医生，我们每天都会面对大量的患者就诊和咨询。有的患者其实没有严重问题，却异常焦虑；有的患者情况严重，却依然毫不在意，对医生的嘱托将信将疑。出现这种情况，一方面是由于患者对乳腺疾病相关知识知之甚少，另一方面是医生没有将患病情况解释清楚。由于每个患者的就诊时间有限，我们只能在几分钟内告诉患者下一步要怎么做。有经验的乳腺科医生有时仅"看一眼"超声或者钼靶片子，甚至只是触诊一下，就能够明确告诉患者需要手术或者观察，这种"高效"的交流方式，虽然能够为患者快速指明诊疗方向，但是不能缓解患者的不安情绪，甚至加重焦虑，对于严重的疾病，不充分的交流不仅不能引起患者足够重视，还会导致患者不愿配合下一步的诊疗活动。

　　事实上，任何一个检查或者治疗的建议，通常都是乳腺科医生根据现有资料给出的最合理建议。所有信息已经在医生的脑子里转了一圈，绝不是一拍脑门的决定。

　　我们非常有必要将那些门诊没有解释清楚的问题向患者进行详细的说明，把"检查和治疗"的原因讲清楚，把医生脑子里想的东西传递给患者！

　　所以，请听一听这些医生在门诊时没有细说的话吧！

编　者
2023 年 6 月

目 录

第一章
什么是正常的乳腺

第一节　它的样子　　　　　　　　　　　　　　/ 003

第二节　发育，再发育　　　　　　　　　　　　/ 006

第三节　乳房与月经周期　　　　　　　　　　　/ 013

第二章
因何就诊

第一节　疼痛与焦虑　　　　　　　　　　　　　/ 019

第二节　乳腺结节是什么　　　　　　　　　　　/ 026

第三节　无法触及的乳腺结节如何应对　　　　　/ 032

第四节　乳头溢液是一种疾病吗　　　　　　　　/ 036

第五节　乳房皮肤及形态的改变　　　　　　　　/ 046

第三章
教你如何看病

第一节　如何与医生对话　　　　　　　　　　　　　／ 057

第二节　乳腺科医生的"神奇之手"　　　　　　　　／ 064

第三节　超声、钼靶、核磁，哪种检查更准确　　　　／ 067

第四章
如何 100% 确诊

第一节　什么是病理检查　　　　　　　　　　　　　／ 079

第二节　什么是"活检"？如何"活检"　　　　　　　／ 082

第五章
治疗和治愈

第一节　如何"治愈"乳腺增生　　　　　　　　　　／ 093

第二节　副乳——不那么美丽的小乳房　　　　　　　／ 095

第三节　乳腺纤维腺瘤必须手术吗　　　　　　　　　／ 097

第四节　叶状肿瘤？纤维腺瘤？傻傻分不清楚　　/ 102

第五节　导管内乳头状瘤，溢液的"元凶"　　/ 105

第六章

全面动员，战胜乳腺癌

第一节　何为乳腺癌？为什么会患乳腺癌　　/ 111

第二节　打败乳腺癌的最强手段——早诊早治　　/ 113

第三节　确诊乳腺癌——早期还是晚期　　/ 118

第四节　乳腺癌的治疗——我们有个"武器库"　　/ 120

第五节　减少乳腺癌复发和转移——靠你靠我　　/ 147

第七章

哺乳的那点事儿

第一节　你知道宝妈是如何哺乳的吗　　/ 151

第二节　如何挤奶　　/ 153

第三节　乳汁淤积怎么办　　/ 156

第四节　如何缓解通乳之后的疼痛　　/ 158

第一章

什么是正常的乳腺

"医生，我的乳房总是忽大忽小的，这可怎么办？"

"我的乳晕范围很大，颜色也深，这正常吗？"

"我女儿的乳房是不是太小了，发育不正常？"

……

在回答这些问题之前，我们需要首先了解女性乳房的正常形态，乳房为何被称为"乳房"。

或许，很多女性一生都未曾真正了解自己的乳房！

第一节

它的样子

> "医生，我左侧的乳房似乎变大了，这是严重的问题吗？"
>
> "什么时候出现这种情况的？"
>
> ……

乳房，可不仅是为了让女性拥有完美柔和的曲线而存在的。它更是一个重要的身体器官，和大脑、胃肠、肝胆系统一样，在女性的生命活动中发挥着无可替代的作用。乳房，简而言之，就是产生和储存乳汁的"房子"。哺乳，是乳房存在的最基本的意义。

乳房，是由乳腺腺体、脂肪组织和纤维结缔组织共同构成的一个体表器官。乳房是大家的通俗叫法，而医学上，由于乳房的疾病主要来自乳房内的腺体组织，所以，医生一般会称之为"乳腺"。

乳房，附着并悬吊于胸壁表面，其后面就是胸大肌。站立

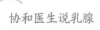
时，双侧乳房自然下垂，在胸部形成完美的弧线。

乳房的对称性是我们都会注意到的常见问题。医生和普通女性对于"对称性"的理解会有所不同。

事实上，大多数成熟女性的双乳并不是完全对称的，虽然这种不完美的曲线会给不少心思细腻的女性朋友带来一些心理不适，但是这不会影响双乳同时行使乳房的哺乳功能，即使小的那侧乳房也可能产生足够的乳汁。

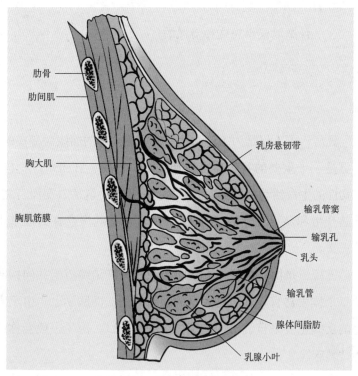

肋骨
肋间肌
胸大肌
胸肌筋膜
乳房悬韧带
输乳管窦
输乳孔
乳头
输乳管
腺体间脂肪
乳腺小叶

图 1　乳腺的内部结构

乳腺科医生更关注乳房对称性的"变化"。如果从青春期开始，双侧乳房持续轻微不对称，我们认为基本不需要处理，完全可以通过服饰遮掩。如果两侧乳房发育明显不对称，在排除疾病的情况下，也完全可以通过整形外科手术纠正。而短期内出现的对称性改变，才是专科医生关注的重点。这个短期可以是1天、1个月或者1年，但一定是可以观察到的一侧乳房的显著形态改变。妊娠期和哺乳期双乳增大是一个正常现象，不需在意。但是单侧乳房在短期内明显增大而导致的不对称，则往往提示有疾病的可能。这种变化多数是女性朋友自己发现的，可见定期对着镜子观察乳房大小是多么重要。

成熟女性的乳房内腺体可以为宝宝"生产"营养丰富的乳汁，乳房内的乳管系统、乳头和乳晕的特殊结构使得乳房成为宝宝们最自然、最安全的"奶瓶"。无论是健康状态下还是患病时，无论女性朋友本人还是医生，只要涉及乳房的发育、保护以及治疗问题，都应该优先考虑保护育龄期女性哺乳这一功能。

第二节

发育，再发育

"医生，我的乳晕上出现了很多棕褐色的小包包，这是怎么回事儿？"

"您怀孕了吗？"

……

在女性的一生中，乳房的所有变化都是为了实现正常的哺乳过程。

青春期前的乳腺。在青春期前，女性乳腺的生长发育很缓慢。这时的乳腺是平坦的，只有乳头凸起，乳头后方没有可触及的乳腺组织，乳晕也看不到色素沉着。如果青春期以前就可以在乳房区域触及肿块，尤其是仅一侧有肿块，那么一定要到医院检查，看看是乳腺提早发育了还是生长异常的肿块，这两种情况都需要医生处理。

青春期的乳腺。青春期，是女性的花季，也是整个乳腺最重要的发育期。在性激素的作用下，乳房内的腺体开始迅速发

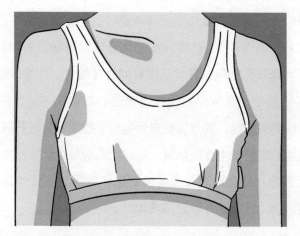

图 2　青春期前的女性乳腺

育。首先，在乳头乳晕区出现质地柔韧的腺体组织，随后乳腺直径逐渐增大，乳晕增大，乳晕区域出现棕色的色素沉着，乳头乳晕逐渐隆起。刚开始时，双乳发育有可能不对称，随着时间推移，双侧乳腺逐渐出现对称性变化。不仅表面如此，乳房内部也正在发生着翻天覆地的变化。负责运输乳汁的乳腺导管逐渐延长，这些导管还会伴随月经周期出现扩张和复旧的周期性变化。同时，乳腺间质和导管周围结缔组织也逐渐增多。到了青春期的后期，乳腺的发育逐渐趋于稳定，整个乳房呈现出平滑优美的轮廓。这时的乳房已经为怀孕和哺乳做足准备。

　　妊娠期的乳腺。当一个新生命在女性的子宫中孕育时，乳房也在发生着神奇的变化。在各种激素的综合作用下，乳腺的小叶发育，乳腺导管形成的腺泡芽发育成腺泡，这时的乳腺间质组织很少，整个乳腺几乎全部被腺叶占据，成为一个功能强大的"乳汁制造厂"。这些内在变化导致乳房和乳头体积明显增大，乳晕颜色加深，乳晕范围也同时在增大。乳晕区还会出现特有的多个小结节样的深棕色隆起，这就是"蒙氏结节"，一种特殊的皮脂腺，其分泌的皮脂是为了滋润乳头乳晕区皮肤，以免哺乳的时候发生皮肤皲裂。这时的乳房触摸起来质地坚韧，甚至大多数女性会出现双乳的明显胀痛不适。一切准备就绪，待宝宝出生，乳腺就开始分泌乳汁。

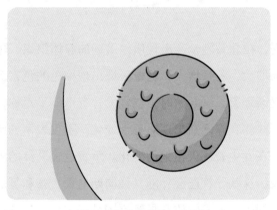

图 3 "蒙氏结节"示意图

哺乳期的乳腺。新生命呱呱坠地的同时，乳房立即进入泌乳的工作状态。在体内泌乳素的作用下，乳腺上皮细胞从泌乳前状态转化为分泌状态，乳腺小叶分泌乳汁进入各级导管，最终汇聚于乳头后方的大导管，婴儿的吮吸刺激甜蜜的乳汁从乳头泌出。乳头可不止一个乳管的出口，每侧乳头有 15～20 个这样的乳管出口。细心的妈妈会发现，双侧乳汁的量并不完全一致，这与腺体多少和哺乳习惯有关，不是异常现象。整个哺乳期，在各种激素及环境的作用下，乳腺始终保持旺盛的泌乳状态。由于乳汁营养丰富，乳管出口又和外界相通，各种细菌很容易乘虚而入，所以，哺乳期的乳腺容易出现细菌感染导致的急性细菌性乳腺炎。

女性停止哺乳后，乳房的泌乳工作告一段落，乳腺腺泡逐渐萎缩，导管结构收缩，乳管管腔变窄，整个乳腺体积会出现明显缩小，最终恢复到非哺乳期的状态，乳房会明显变软。这是乳腺生理性的复旧过程。由于妊娠期和哺乳期乳房重量增加会对悬韧带有拉伸作用，停止哺乳后，悬韧带短期内无法回缩，

重点提示

由于哺乳期乳腺血供旺盛及激素波动等原因，某些肿瘤也可能在这一时期出现明显增大，而繁重的哺乳工作使得新妈妈们非常容易忽视这些变化，则有可能耽误诊治时机。因此，哺乳期的乳腺应该格外受到重视，除了细致保养呵护，更应该定期进行乳腺体检，不能放过任何蛛丝马迹。

造成双侧乳房出现下垂的现象。所以，无论在哺乳期还是之后都应该用内衣托举乳房，减轻乳房下垂的程度。停止哺乳后，部分乳管内会有残存的乳汁，这部分"残奶"不会对健康产生不利的影响，不需要费尽周折将"残奶"排出，也无法完全排净。

一旦再次怀孕，乳腺会重新动员起来，再次完成哺乳工作。

围绝经期的乳腺。 随着年龄的增长，恼人的绝经期到来，卵巢功能逐渐衰退，导致体内性激素水平发生巨大变化。失去激素支持的乳腺腺泡逐步退化，小叶内外的结缔组织萎缩。绝经后期女性的乳腺腺泡结构几乎完全消失，体积也明显缩小，乳房内的腺体含量显著降低。这时的乳房逐渐失去了泌乳功能，但是由于脂肪组织的比例相对增加，所以质地变得非常柔软，不少女性的乳房还会出现不同程度的下垂。严重的乳房下垂影响美观时，爱美的女性朋友可以通过整形手术上提乳房，但这并不是必需的。围绝经期的乳房最需要关注的是乳腺肿瘤，尤其是乳腺癌。研究表明，中国女性乳腺癌的最高发期是45～55岁。所以建议所有女性在这一时期都要主动进行乳腺癌筛查，一旦发现异常，及时到医院就诊。乳腺癌早发现、早治疗，能获得较好的结果，千万不要因为忙于工作或者家庭而忽视筛查。

绝经后的女性朋友或者老年女性，乳房内的腺体逐渐减少，不再具备哺乳功能，乳房质地非常柔软。需要说明的是，虽然卵巢已经不具备分泌雌激素的功能，但是体内其他特定器官仍能产生雌激素。研究表明，部分乳腺癌的发生可能与体内雌激素水平相关。所以，老年女性仍要重点关注乳腺恶性肿瘤的问题。定期主动到医院体检是最有效的方案。

　　这就是女性乳房一生的变化，这个过程是在不同激素的共同作用下完成的。在这个过程中，有些变化是生理性的，但是有可能伴有不适。如周期性的乳腺增生及复旧过程会导致很多女性月经前乳房明显胀痛不适，这就是我们常说的"乳腺增生"。女性朋友需要了解，这种生理性的不适并不会导致严重的后果，且随着生理周期的变化也会出现加重及缓解的周期性改变。而疾病引起的疼痛不会具有规律性，更不会因情绪等原因出现加重或者减轻的变化。

　　在女性一生的不同时期，乳房容易发生的疾病不尽相同。因此，在不同时期，不同年龄的女性朋友需要关注的乳房异常情况的重点也会有所不同。如在青春期，乳腺极少会发生恶性肿瘤，女性朋友更需要关注乳腺的发育情况，乳腺科医生也更关注像乳腺纤维腺瘤这样的良性疾病的发生和治疗。在哺乳期，乳房最容易受到细菌侵袭而出现急性炎症，而且恶性肿瘤的发生和发展过程也容易被掩盖，所以，在这一时期，乳腺科医生除了指导女性朋友哺乳技巧外，还会着重检查是否存在潜藏的恶性病变，避免延误诊治。在围绝经期及老年期，是乳腺癌最高发的时期，所以这个年龄段的女性朋友和医生需要格外关注乳腺恶性肿瘤的发生情况。

重点提示

乳腺肿瘤，尤其是乳腺癌这样的恶性肿瘤，虽然危害很大，但是患病早期往往没有疼痛等明显的不适。所以，对于各个年龄段的女性，无论是否有症状，对镜自检、积极筛查和主动请医生检查都是保护乳房健康的最佳方案。

总之，最了解乳房的一定是女性本人。所有的女性朋友都应该主动学习乳房健康的相关知识，对乳房不同时期的特点和变化有所了解，时刻关注自身乳房的变化。一旦出现自己不了解的异常情况或者新发情况，都应该及时咨询乳腺专科医生。

第三节

乳房与月经周期

"医生，我的月经周期不准，会影响我的乳房健康吗？"

"医生，我乳房胀痛很厉害，月经前最明显，二者有关系吗？"

"呃……关系不大。"

……

月经周期和乳房的周期变化是并列存在的，并不存在谁影响谁的问题。二者共同接受体内激素的支配，可以理解为：一位领导（性激素），两个下级（子宫、乳房）。

大多数女性知道，月经周期主要是由于体内激素周期性变化引起的。各种内在和外在因素导致的激素水平异常（如卵巢功能异常），就有可能引起月经周期紊乱，甚至怀孕也出现问题。这种激素异常状态也同时会影响乳腺，可能造成乳房胀痛不适、溢乳等异常情况的出现。举一个简单的例子：过度劳累或者受到重大刺激后，能导致女性月经周期紊乱，同时也可能造成乳房明显胀痛、刺痛等不适。待这种外因消除后，即使不用药物治疗，月经周期紊乱情况也会逐渐好转，与此同时，乳房疼痛的症状也将减轻或者消失。

女性体内性激素水平规律性变化是月经周期的基础，也同时"指导"乳腺组织出现相应的周期性改变，这种周期性改变可以称为"乳房生理周期"。在排卵之前，体内雌激素的水平逐渐升高，乳腺逐渐出现增殖样变化，也就是我们所说的"乳腺增生"。在排卵以后，孕激素水平逐渐升高，二者共同促进乳腺小叶及腺泡的进一步发育。因此，女性在月经前会感到乳房紧实发胀，乳房变大，很多女性会有不同程度的胀痛和触痛，还常常能触摸到双乳出现大小不等、边界不清楚的肿块，这些肿块主要是增殖的正常腺体组织，并不是乳房肿瘤形成的肿块。月经来潮后，雌激素和孕激素水平迅速降低，乳腺会逐渐恢复到平时的状态，这就是所谓的"复旧"的变化：乳腺导管上皮细胞萎缩、腺泡的体积缩小。此时，乳房变小、变软，疼痛感明显减轻甚至消失，之前触及的块状肿物也随之缩小或消失。这能够解释为什么很多女性在月经后会明显感觉双乳胀痛不适突然减轻。由于激素周期性的变化导致了育龄期女性的乳腺一直处于增殖、复旧，再增殖、再复旧的变化中。这也解释了为什么乳房有时候大，有时候小。

"为什么乳腺科医生总要问我的月经情况呢？"

　　虽然月经和乳房本身并无直接的联系，但是，女性的月经状况确实可能反映患乳腺癌的风险。过早初潮或者较晚绝经都是乳腺癌的高危因素。医生可以根据这些信息推断女性将来患癌的风险，这种推断虽不够准确，但是这些高风险的女性仍需更加小心，更加主动地参与乳腺癌筛查。

重点提示

　　大多数乳腺增生形成的肿块会有周期性的变化，会在月经后缩小甚至消失，而肿瘤形成的肿块不会随着月经周期而变化。这种方法可以用来简单判断乳房肿块的性质。

第二章

因何就诊

"医生，我的闺密最近查出乳腺癌。我乳房最近一直疼痛，不能碰，是不是也得了乳腺癌？"

"从检查结果来看，您挺正常的。休息一下，看看电影、购购物就好了。"

……

"医生，我这个肿块发现好几年了，不疼不痒的，一直没有在意。为什么让我手术？这也不影响我的生活呀？"

"等到影响生活就晚了，赶紧预约一个活检手术吧！"

……

我们的乳腺外科门诊经常人满为患，不同年龄、不同职业的女性朋友忧心忡忡地在诊室里倾诉苦恼，和病友们在候诊区交流心得。看到最终结果时，有的人后悔来晚了，有的人笑眯眯快步离开。到底什么情况需要到医院乳腺科就诊呢？

门诊中最常见的促使患者就诊的原因有三种：自己发现乳房和平时不太一样；体检报告异常；身边的亲戚、闺密、单位同事患病，害怕自己会不会也有问题。

第一节
疼痛与焦虑

"最近两天，我的左侧乳房胀痛。""我的双乳间断疼痛了好几年。""乳头像针扎一样疼痛，穿内衣就疼，不能碰。""腋窝带着上肢和后背疼痛，这是什么病？我患癌了吗？"……

乳房疼痛，是患者到门诊就诊排名第一的理由，也是让医生"又爱又恨"的一个症状。

爱的理由是：虽然疼痛不是疾病本身引起的，但是疼痛能够促使患者就诊，很多女性朋友因此发现了与疼痛无关的严重疾病。

恨的理由是：即使最轻微的乳房感觉异常都可能被敏感细腻的女性朋友感知到，虽然大多数的疼痛不需要进一步处理，但是常常引起女性的焦虑，严重者提心吊胆、寝食难安。

乳房疼痛的表现多种多样，胀痛或者针刺样疼痛是最常见的。疼痛可以对称出现在双侧乳房，大多一侧严重，一侧轻微；

也可以局限于某一侧乳房的特定部位。由于大部分女性乳房的外上象限腺体最丰富，因而外上象限也最常出现疼痛。其次容易出现疼痛或者感觉异常的部位是乳头乳晕区，这个区域的皮肤相对敏感。乳房疼痛也经常牵涉肩背部（注意要与心脏疾病鉴别），许多患者描述乳房疼痛带有同侧上肢、背部以及腋窝不适。此外，很多女性在腋窝部位有副乳，副乳疼痛也会导致腋窝不适。

女性朋友焦虑的根源于此。乳房疼痛本身是疾病吗？疼痛是否代表着严重的疾病甚至乳腺癌呢？疼痛越重，代表病情越严重吗？

答案是否定的。乳房是否疼痛以及疼痛的严重程度，多数情况下，既不能代表是否患病，也不能反映疾病的严重程度。比如，最严重的乳腺癌，也很少出现局部疼痛的症状。这是不是与你的认知正好相反呢？

既然疼痛不能反映病情轻重，那么，乳房疼痛是不是就不需要就诊？医生也不会关注疼痛的症状呢？

当然不是！虽然大多数的疼痛只需要对症处理，但是疼痛依然能够提供很多信息，有经验的医生会根据疼痛的表现形式判断引起疼痛的原因，对下一步诊疗做出初步的判断。

1. 乳腺增生

"乳腺增生"是引起乳房疼痛的最常见的原因，而绝大多数

"乳腺增生"并不是所谓的真的"疾病"。乳腺增生引起的疼痛很有特点。

前文已经介绍过，女性的乳腺也存在"生理周期"，月经前"增生"，月经后"复旧"，这个过程受到体内激素的调控。月经前出现的乳腺腺叶的增殖和导管扩张会引起不同程度的疼痛及不适感。这种正常的、生理性的增生过程引起的疼痛一般比较有规律：在月经前几天比较明显，一旦月经来潮，增生减轻，疼痛也会明显减轻或者消失。只有少数女性会感觉疼痛不规律或者持续疼痛，其实，仔细分析，这种"失去规律"的疼痛通常也有一定规律，一般发生在焦虑、生气、劳累的时候。如睡眠不足等不良的躯体状态会引起体内激素水平波动，这种波动导致的乳腺增生复旧不良，会加重乳房疼痛且会加重焦虑感，疼痛反过来又加重影响睡眠质量。

我们在临床工作中发现，绝大多数女性通过调整情绪、改变工作状态、充足休息放松后，能使乳房疼痛的症状减轻或者消失。这种生理性的"乳腺增生"引起的疼痛，只有当疼痛已经影响到正常工作、学习和休息的情况下，才需要服用止痛药物缓解症状。

生理性的乳腺增生本身和乳腺癌是没有明确关系的。虽然有些机构会给患者做出"重度增生"的诊断，但是在临床上，并没有将"乳腺增生"进行分级，也不存在轻、中、重度的增生之分。只有当乳腺出现不典型增生时，才会增加乳腺癌的发生风险。我们无法通过症状、超声和钼靶等影像学检查判断患者是否存在乳腺不典型增生。真正的不典型增生，和乳腺是否有普通增生、是否有疼痛以及疼痛程度都没有关系，只有通过活检，病理科医生在显微镜下观察病理切片才能诊断。

对绝大多数女性而言，除非病理检查确诊存在不典型增生，否则无论是否存在乳腺增生、是否因增生而出现疼痛，都不必过于惊慌。即使疼痛症状非常明显，也不代表患乳腺癌的风险会增高或者已经患癌。

2. 炎症性乳房疼痛

几乎所有人都经历过局部炎症，如扁桃体炎、甲沟炎、皮脂腺囊肿感染等。典型的炎症表现是局部红肿热痛，乳房炎症也不例外。

有别于乳腺增生引起的轻微疼痛、刺痛或者位置不固定的疼痛，乳房的炎症会出现剧烈的炎症部位的疼痛，往往同时伴有皮肤红肿及皮温升高。这种特征性的疼痛及伴随表现，使得医生仅根据临床症状就可以做出诊断。

乳腺炎症常见的有两种。一种发生于哺乳期，是乳房被细菌感染后出现的急性炎症，患者常伴有发热，称为哺乳期乳腺炎。另一种是发生于非哺乳期的特殊炎症——非哺乳期乳腺炎（有医生称之为浆细胞性乳腺炎或肉芽肿性乳腺炎），这种乳腺炎不是直接由细菌感染引起的，具体病因尚不确定。乳腺炎症

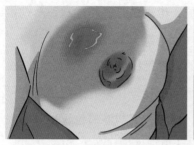 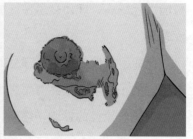

图 4 哺乳期乳腺炎　　　　图 5 非哺乳期乳腺炎

的典型表现是乳房出现迅速增大的肿块并伴有明显的局部红肿疼痛，此后炎症肿物会反复破溃，迁延不愈。这两种炎症引起的乳房疼痛有典型的病史和局部表现，是比较容易鉴别的。

3. 乳房疼痛与肿瘤有关吗？

或者说，肿瘤会引起乳房疼痛吗？这是个最让人关注的问题。事实上，包括乳腺癌在内，大多数乳腺肿瘤不会引起乳房疼痛。

有相当一部分女性朋友在就诊时，会描述因为疼痛进而检查发现乳腺肿瘤，或者发现乳腺肿瘤后感觉局部有疼痛症状。分析出现这种情况的原因：一是疼痛与肿瘤无关，疼痛只是伴随症状，但是疼痛促使患者就诊检查进而发现肿瘤；二是心理暗示的作用，疼痛的范围和位置与肿瘤位置并不一致，发现肿瘤后总觉得肿瘤部位不适；三是确实有极少数肿瘤会引起疼痛。

即使少数乳腺肿瘤伴有疼痛，但是疼痛的性质和程度与肿瘤的良恶性也没有必然联系：并不是疼痛越严重，恶性肿瘤的可能性就越高；即使是恶性肿瘤，也不是疼痛越严重，恶性程度越高。

比如，良性肿瘤中最常见的乳腺纤维腺瘤，典型症状是没有感觉的小肿块，边界清楚且活动度良好；只有少数患者有可能出现丝丝拉拉的针刺样疼痛，疼痛位置与腺瘤位置也常不一致，有的患者只有在按压肿瘤时才出现疼痛样的不适感。

再比如，乳腺恶性肿瘤中最常见的乳腺癌，其典型的症状是无痛性的肿块。同样只有极少数的乳腺癌患者会感觉到肿瘤部位疼痛，即使肿瘤很大的局部晚期患者也是如此，而且这种疼痛通常并不剧烈，与一般的乳腺增生引起的乳房疼痛没有区别。由于乳腺癌无痛的特点，门诊时我们经常会遇到令人惋惜的情况：癌症已经达到晚期甚至侵袭皮肤造成溃烂时，患者才

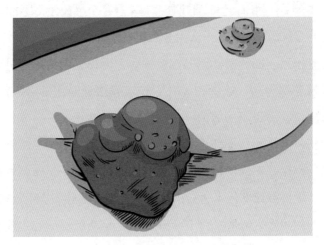

图 6　局部晚期乳腺癌：无痛性肿块

重点提示

　　只有极少数疼痛和肿瘤有关。乳腺是否疼痛及疼痛的程度不能反映疾病的严重程度。如乳腺癌很少出现疼痛感。

来就诊，而且常有这样的疑问："这个肿块不痛不痒的，会是乳腺癌吗？""如果不是破溃了，我还是不会来看病的。"很可惜，我们有时候只能苦笑着说："咬人的狗不叫！"

　　总之，乳腺疼痛是女性最常见的乳房不适症状，绝大多数并不是疾病引起的或者是良性疾病引起的，不必过分焦虑；但是出现乳房疼痛时，我们依然建议及时到医院就诊。需要特别说明的是，医生针对疼痛询问病史、进行体检及影像学检查，重点是排除潜在的低概率的恶性疾病，而不是一定要明确疼痛的具体原因。由于大多数的疼痛症状不具有特异性，能为明确诊断提供的信息太少，仅根据"刺痛、胀痛"等信息不能直接判断得了什么病。如果你惴惴不安地来医院就诊，乳腺科医生检查后，只是让你回家休息，或者只是建议你服用止痛药物，请你不要责怪医生"不负责任，连病因都没有查出来"，这至少说明医生基本判断你的乳房疼痛目前看起来并不是恶性肿瘤引起的。你可以轻松地回家了，定期复查即可。

第二节

乳腺结节是什么

"我体检发现了乳腺结节，这就是乳腺癌吧！"

"我有乳腺纤维腺瘤，没有乳腺结节啊。"

"乳腺结节和乳腺增生是一回事儿吗？"

……

乳腺结节，经常出现在体检报告、超声和钼靶的报告里以及医生的病历记录中。但是似乎大多数患者并不了解"乳腺结节"这个词组的真正含义。"乳腺结节"到底是什么呢？

在解释"乳腺结节"之前，我们先要搞清楚一个概念，什么是"乳腺肿物"。在临床上，我们可以将所有在乳房内发现的肿块或者肿块样的物体都称为"乳房肿物"。经常有患者在见到医生时说："我在乳房的某个位置摸到一个'疙瘩'。"这种"疙瘩"就是医生所说的"乳腺肿物"，是乳房内触感或者质地有别于周围组织的一个团块样组织，无论软硬及大小。

乳腺结节，就是对"乳房肿物"的另一种叫法。我们习惯将体积比较小的肿物称为"乳腺结节"。"结节"，顾名思义，形态如同"光滑的绳子中间打了一个结"。"乳腺结节"就是指乳腺内发现的如同绳结一样的肿物。

用手触摸或者用超声等手段探查都能够发现藏匿于乳房腺体内的结节。我们在门诊中遇到的超过一半的患者因为乳腺结节就诊。很多患者看到"乳腺结节"的诊断，就会恐惧地认为"乳腺结节"代表着乳房内发现肿瘤，病

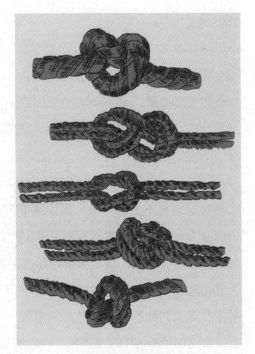

图 7　结节示意图

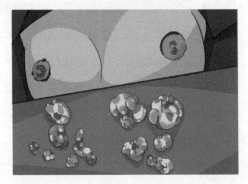

图 8　乳腺结节：纤维腺瘤

情很严重！

事实并非如此！

乳腺结节（或者乳腺肿物），完全是一个中性的描述。这个描述或者称谓，无法区分病变的良恶性，更别提是否严重了。打个比方，我们可以将看到的路人统称为"人"，但是这个叫法，不能反映出这个人是好人还是坏人。我们也会把结节分成"好结节"和"坏结节"，也就是对身体基本无害的"良性结节"以及对健康有不良影响的"恶性结节"。所以，如果医生的初步诊断为乳腺结节，请先不要紧张。医生的意思仅仅是："我在房间里发现一个人，接下来要判断这到底是个好人还是坏人。"也就是还要想办法判断这是个"好结节"还是"坏结节"。警察叔叔应用刑侦手段区分好人、坏人，乳腺科医生的工作就是通过不同医学检查手段来确诊"良性结节"和"恶性结节"。

确定结节是良性还是恶性，最终需要做病理检查。乳腺科医生首先要确定是否有必要对结节实施活检，也就是说，结节的表现是否严重到需要做手术或者穿刺活检的程度，这个判断过程需要多年专科训练才能掌握。

那么，女性朋友自己有没有办法初步判断乳腺结节的良恶性倾向呢？

其实是可以的。

根据结节的形态及触感进行判断。对于自己可以触摸到的乳腺结节，可以用手指指腹（手指触觉最敏感的部位）对其按压、推挤，感受结节边界、形态、活动度及质感。

大多数良性结节（如纤维腺瘤），可以比较清晰地触及结节边缘和界限，这个边界就是触感变化的部位；良性结节的形态也比较规则，最常见的有圆形、椭圆形等；良性结节一般活动度比较好，两根手指推挤结节时会感觉肿物在腺体里或者两指之间来回移动，如同一只小老鼠，经常有患者自己描述结节会"滚来滚去"；良性结节的质地可硬可软，但通常比较有弹性，这个比较难以描述，类似于压扁皮球后能够自行恢复的感觉，乳腺科医生也是通过长期做触诊才能逐渐体会的。

典型的恶性结节则正好相反，大多无法触及明显边界或者只能触摸到一部分边界，有时候仅能触摸到一片增厚的区域，即使能摸到边界，结节形态也常常不是规则的圆形或椭圆形；大多数恶性结节活动度很差，基本固定在乳腺的某一个位置，推动时与周围组织一起移动，而不是单独改变位置；结节的质地或者说手感上，往往弹性差，有比较僵硬的感觉。

根据结节的生长速度进行判断。 为什么医生总要询问"你最早什么时候发现有这个结节的？"因为良性和恶性的结节具有不同的生长特点。

对于首次检查发现的非常倾向良性的结节，我们通过定期触诊和超声等影像学检查，观察结节的大小和形态变化，帮助进一步判断其良恶性。

良性结节大多数生长缓慢，短时间内（通常指数月）形态都不会有太大变化（注意不是完全没有变化）。以最常见的良性肿瘤——乳腺纤维腺瘤的患者为例，她们大多有这样一个典型的诊疗过程：在发现一个倾向纤维腺瘤的小结节后，医生很可能不会建议直接手术，而是建议患者定期随诊复查。听话的患者会在3个月、半年、1年及多年坚持进行检查对比。在这个过程中，如果它的最大直径只增长了几毫米或者根本没有增大，或者虽有缓慢增大，但是依然形态规则、边缘光滑清晰，这个表现就非常符合良性肿瘤的生长特点，即使不做病理检查也依然可以判定这个结节为良性的可能性很大。这种情况，我们通常会建议患者继续观察下去。

大多数恶性病变，其生长变化往往就比较快。如乳腺癌，首次检查时可能还没有出现边界不清等恶性肿瘤的典型表现，但是仅仅观察1～2个月后复查，结节就有体积明显增大、边

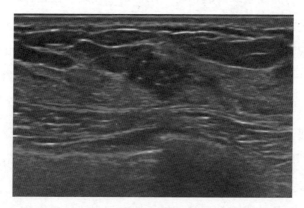

图9　超声所示乳腺结节

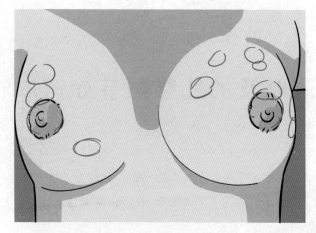

图 10　多发乳腺结节

缘变得不规整、血流变得丰富等表现，这时就要警惕是不是存在恶性的可能，医生就很可能会建议患者尽早做活检。

　　需要注意的是，患者自己触摸到的乳房结节通常体积比较大，或者质地与周围有明显区别。虽然可以根据结节的一些特点大致判断一下肿物的性质，但是，由于经验等原因，这种判断常常不准确，为了防止误判，建议所有自行触及乳腺结节的患者，都应该到乳腺专科医生那里进一步检查。

第三节

无法触及的乳腺结节如何应对

"医生，您触诊没有发现问题我就放心了！"

"医生，听说您只要摸一下就知道有没有病变，我就信您！"

……

经验丰富的乳腺科医生的手很"神奇"，但不是万能的！

很多患者对"医生触诊"有着盲目的信心，认为如果医生触诊不到病变就没有问题，触诊到的病变才值得重视，还认为有些医生可以仅靠触诊就能准确判断是否患癌。

这种想法是错误的。

医生其实和所有患者一样（可能经验丰富一些），只能触及较大的结节或者质地与正常组织有明显区别的病灶；较小结节或者乳房深部病变依然无法触及，更无法通过触诊100%确定结节性质。以乳腺癌为例，当医生能够根据触诊判断肿物高度可疑为乳腺癌的时候，提示病灶通常已经超过1～2cm，这表示病变很有可能已经不是最早期状态了（较大的导管内癌除外）。

对于无法触摸到，而超声、钼靶等影像学检查能够发现的病变，我们称为"不可触及乳腺病变"。由于越来越多的适龄女性主动进行乳腺检查以及参与乳腺癌筛查，筛查发现的不可触及乳腺病已经成为门诊就诊的重要原因。

随着超声、钼靶、核磁等影像学检查的精度不断提高，直径仅 2～5mm 的结节、尚未形成明显结节的钙化灶也经常能在检查中被发现。其中体积小、位置深、质地接近于腺体组织的病变，医生和患者本人都很难触摸到。但是，这些不可触及的病灶也有可能是早期的恶性病变。即使很有经验的乳腺科医生，仅单纯根据这些小病变的形态特点依然很难判断结节的良恶性。

针对不可触及的乳腺病变，医生通常会根据经验选择诊疗策略：

如果首次发现的结节或者钙化灶形态倾向良性，则密切观察，短期复查，复查间隔一般在三个月以内。如果结节生长迅速或者形态越来越向不好的方向转变，则及时活检；如果病灶形态没有变化，则继续观察，适当延长复查时间，可能延长至6个月。这种方案的好处是有可能避免穿刺、手术等创伤性操作，但是无法马上明确肿物性质，肿物还会有一小段生长期，存在延迟治疗的风险。

对性质不清但是不能除外恶性的结节，建议患者直接采取活检的方式明确诊断。这是较为保守的方法。患者需要接受创伤性的穿刺或者手术活检，但是不会出现漏诊，而且此时一旦

重点提示

乳腺结节是最常见也是最值得关注的症状！"乳腺结节不一定是乳腺癌"，但是，"所有的乳腺结节都应该得到重视"。结节是否伴有不适症状，不是判断结节良恶性的决定性指标，对恶性肿瘤的确诊意义有限。太多女性对结节判断存在误区，觉得不痛不痒就是良性病变，导致恶性肿瘤发展到很晚才到医院就诊，失去了早诊早治的机会，以至于影响生命。

建议非常明确：无论乳腺结节是自己发现的还是仅在体检时影像学检查发现的，都应该请专科医生协助确定下一步方案。这样做的目的，一方面是为了避免误判而造成不必要的恐惧和焦虑，另一方面也是为了避免恶性疾病延误治疗。乳腺科医生受过专业训练而且经验丰富，触诊的准确性要高于普通患者，对不可触及乳腺病变的敏感性也远高于普通患者，不至于夸大或者低估病情，而且能够提供专业的诊疗建议。

确定为恶性病变，病情多为早期。需要注意，这类不可触及的乳腺病变活检需要采用影像学引导，要求较高的定位技术及操作技巧，否则有可能漏掉目标病灶。

　　具体选择观察还是活检，由医生经验决定，患者意愿也是重要的依据。对于已经对患者造成巨大困扰或者导致患者明显焦虑的病灶，即使现有的影像学检查提示倾向良性病变，患者依然可以主动与医生商议要求活检，明确诊断。

　　无论是否立即活检，绝不能因为患者本人和医生都无法触及而盲目忽视这些超声、钼靶等影像学发现的病灶。密切观察或者积极活检，都能够尽量避免漏诊恶性肿瘤，都能最大限度在肿瘤早期就将之扼杀在"摇篮"里。

第四节

乳头溢液是一种疾病吗

"医生，我都停止哺乳一年多了，为什么乳头还会溢奶？"

"听说，乳头流水儿就是乳腺癌？"

"医生，我只是乳头有一点点流水儿，一定要手术吗？"

......

有时候，你会发现乳头有些凉凉湿湿的感觉；更换内衣时，会发现内衣上乳头部位有些黄色或者暗红色的污渍；在美容院做乳房按摩的时候，也会发现乳头上忽然有一滴液体涌了出来，这就是医生所说的"乳头溢液"了。

"有乳头溢液吗？"是乳腺科门诊必问的问题，只要"乳头出水儿"就可以称为乳头溢液。

溢液的情况多种多样。有的是挤压乳房时出现的，有的是自行溢出的；有的是双侧乳头多个孔溢出，有的只有一个孔溢液；有的溢液是无色的，有的是带有明显颜色的……这么多种溢液，都是疾病造成的吗？哪种溢液代表病情严重，需要立即处理呢？乳腺科医生是如何看待"乳头溢液"的？

医生的理解是：乳头溢液仅仅是一个症状，并不是一种疾病。

乳头溢液最初准确的诊断应该是"乳头溢液原因待查"。乳头溢液的诊疗过程就是查找引起溢液的原因并加以治疗，而不是针对溢液本身进行治疗。

乳头溢液是一种比较独特的临床表现，对此乳腺科医生有清晰的诊断思路。

在乳腺科门诊，医生会询问病史，通过挤压乳头、观察乳头溢液的性状和溢液的部位，初步判断是生理性溢液还是病理性溢液。生理性溢液，视为"无病"，一般不需要特殊处理；而病理性溢液，视为"有病"，大多需要治疗。

乳腺科医生重点关注：①何时出现的溢液；②溢液的部位，如单侧或双侧乳头、乳头的单孔或多孔；③溢液的性状，如乳汁样、血性、浆液性、脓液性、黏液性等。不同溢液表现用以区分"无病"和"有病"，指向不同的诊疗方向。

1. 何时出现溢液

溢液出现的时机，是简单区分"有病""无病"的重要依据。

乳房是女性的泌乳器官，在哺乳期会有乳汁从双侧乳头分泌出来，这是正常的生理表现。

很多年轻妈妈在停止哺乳后，仍有间断或者持续出现双侧乳头溢乳，这种现象可能持续几个月甚至数年。这是女性乳腺尚未从哺乳期状态恢复到非哺乳期状态的表现，一般不是疾病引起的，无须担心。

在怀孕期或者更年期前后，伴随激素水平的波动，也可能出现少量的乳头溢液，这种溢液一般是淡乳汁样或者清水样，时有时无，也是正常现象。

服用一些特定药物同样能够导致乳头溢液，这是药物的不良反应。如避孕药、降压药、神经精神类药物等。其特点是用药后出现溢液，而停药后溢液消失。

对于上面这些生理性乳头溢液，不需要特别处理。但最重要的前提是需要先请医生排除潜在的病理性因素。如对于长时间的溢乳，医生会检测患者体内泌乳素水平，以排除高泌乳素血症。

2. "单侧"还是"双侧"？"单孔"还是"多孔"？

这个问题很重要。对于双侧乳头、多孔的溢液，要从全身的角度考虑病因。这种情况并不是乳腺本身出现问题，而是乳腺外因素对双侧乳腺产生影响。

对于全身疾病导致的病理性乳头溢液，需要重点排查内分泌系统的疾病，如垂体泌乳素瘤、肾上腺疾病、下丘脑疾病等，乳头溢液仅仅是伴随症状之一。乳腺科医生会建议患者先到内分泌科、神经外科、泌尿外科等相关科室就诊，通过激素水平检测、相关影像学检查明确诊断或者排查，并由原发病的科室制订相应的治疗方案。如高泌乳素血症，经过内科治疗后，双侧乳头溢液就会减少或者消失，而不需要乳腺科治疗。

单侧乳头、单孔的乳头溢液，通常指向乳房局部的病变，是最不应放过的症状。常见的引起乳头溢液的疾病包括：导管内乳头状瘤、乳腺导管扩张、乳腺癌等。乳腺科医生专门负责确诊、治疗这些疾病。

3. 危险的溢液是什么样子的?

有意识地挤压乳房能够帮助发现溢液，内衣上出现的"污渍"也常常是乳头溢液留下的痕迹，即使类似"污渍"并不是每天出现。此时挤压乳头就可以看到乳头上有一两滴液体。

很多患者因为溢液量很少、颜色浅淡且没有不适症状，所以不去重视。当溢液为咖啡色或者鲜血样时，才会感到深深的焦虑。

医生根据溢液表现就能够初步判断溢液的原因。

浑浊的溢液往往代表导管内慢性炎性渗出或者残存的陈旧乳汁。透明溢液，尤其是多发的透明溢液，则大多是良性疾病所致，如导管扩张症。在排除了垂体瘤等原因后，这两种情况通常也不需要处理。

黄色的浆液性溢液和血性溢液是最应该被重视的两种溢液。

浆液性溢液是指溢液的颜色类似植物油的颜色，有深有浅，或者更稀薄一些；血性溢液是类似血液的颜色，有的呈鲜红色，有的呈陈旧的暗红色或者接近黑色，有的呈棕褐色。

血性的溢液或者黄色清亮的单孔溢液，提示可能为导管内乳头状瘤，还有大约 10% 的血性溢液是导管内乳头状癌或者浸润性癌所致，尤其是中老年女性出现这种溢液，需要积极地手术活检，以排除乳腺癌的可能。

"医生，为什么只看了一下溢液就要求我做手术？是不是太草率了！"

"不草率。我会为您继续做超声及钼靶检查，即使这些检查都没有发现问题，您还是需要手术！"

这是为什么呢？这与乳头溢液的疾病特点有关。以引起血性溢液最常见的导管内乳头状瘤为例能够说明这个问题。乳腺

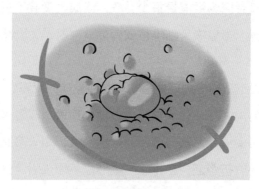

图 11　乳头单孔血性溢液

导管宽度通常在 1 ～ 2mm，甚至更细，当病变组织体积很小且仅位于导管内时，已经足够引起血性的溢液，但是由于病变体积太小，很难被超声、钼靶等常规影像学检查发现。这就是我们常说的"没发现病灶，并不表示没有病灶！病灶一定深藏其中"。

4. 乳头溢液要做哪些检查?

既然血性溢液基本可以确定需要做活检手术了，为什么还要做其他检查呢？这就需要详细介绍一下乳头溢液的诊断思路。

在接诊一位乳头单孔血性溢液的患者后，我们会详细查体，寻找有无乳腺肿物。如果挤压肿物后出现溢液，则考虑溢液是肿物引起的症状，手术活检时要以肿物切除活检为主要术式，目标病灶是肿物。

上文说过，引起溢液的病变往往体积很小，如果无法触诊到肿物，则需要超声和钼靶检查来帮助寻找病因。

导管内病变有特征性的影像学表现。在超声检查中，一般表现为囊实性的病变，扩张的导管像一个水囊，囊内则可以发现低回声的实性结节。钼靶检查可以看到沙砾样细小钙化呈簇状分布或者沿导管走行分布，也提示该部位有恶性病灶可能。如果影像学检查出现了上述表现，则手术时除了要切除病变导管及相应腺叶外，还要考虑利用超声或者钼靶定位将引起溢液的可疑病灶一起切除。如果术前影像学检查没有异常发现，则只能根据溢液这一个症状来定位活检。应用不同方法寻找病灶，

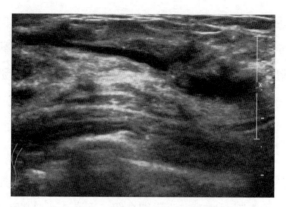

图 12　导管内病变的超声图像

是为了减少漏诊的可能。

　　除了超声、钼靶及核磁等常用影像学检查外，乳头溢液细胞学检查、乳管镜检查、乳腺导管造影等也会对溢液原因的判断有所帮助，但是这些检查有相应的局限性，不适合作为确诊乳头溢液的最佳方案。

　　乳头溢液细胞学检查是将乳头溢出的液体涂片进行细胞病理检查。这项检查的优点是不会带来创伤；但是缺点也很明显，即不能 100% 准确地判断病因，即使溢液中见到可疑的肿瘤细胞，依然还需要手术活检确诊。

　　乳腺导管造影的应用已经比较少，这是一种放射线检查，可以帮助医生判断是否存在导管扩张或者导管内肿物，作用与普通钼靶检查类似。

　　纤维乳管镜是目前比较多应用于乳头溢液诊断的一种检查，

类似于肠镜、胆道镜。操作时将纤细的镜头置于溢液的乳管内，通过光学传输系统，直接观察相应的病变导管，可以肉眼直接寻找导管内的病变。乳管镜检查的不足之处有：①乳管系统的分布和走行远不如肠道、胆管系统那么规律，个体差异较大；②乳管镜只能观察较粗的大导管的情况，而对于细的乳管分支，无法进入观察；③乳管镜只能观察导管内的病变，而对于导管外的病变则无法观察，除非导管外病变侵犯了导管；④某些导管内较大的肿瘤可能阻塞导管，导致镜身无法通过，从而无法观察远端导管的情况；⑤经乳管镜操作后，被探查的乳管内会形成炎症反应导致粘连堵塞，溢液无法经乳头排出。很多患者做完乳管镜检查后，出现溢液消失的情况，这并不是疾病被治愈了，且会造成无法找到病变导管的尴尬局面，进而给病变导管及腺叶切除手术活检定位带来很大的困难。因此，有些医生并不推荐常规进行乳管镜检查。

5. 如何找到隐藏在导管内的病变？

如果出现血性溢液且不能除外乳腺恶性病变的情况，我们建议患者行病变导管及相应腺叶切除术，通过手术活检做病理检查确定病因。

乳管系统类似于扎根于泥土的树根，大导管逐渐向深部分支，腺体组织如同挂在树根分支上的泥土一样与分支导管相连。某一个乳管口出现溢液，则表示其大导管、分支导管或与其相连的腺体出现了病灶，这一根大导管及相应腺叶就是我们手术活检的范围。

手术的大致步骤是这样的：首先在溢液的乳管中置入探针进行扩张，在该乳管中注入染料，将存在病变的大导管、分支导管及腺叶染色；然后在乳晕边缘做切口，直视下切除染色的各级导管及相应腺叶，并送病理检查。病理科医生在切除的组织标本中沿染色导管寻找肿瘤或者其他病变。假如病理检查发现切除的组织内见乳腺癌，则按照乳腺癌的标准重新规划手术。如果病理检查发现是良性肿瘤、炎症性病变等，则此手术同时实现了诊断和治疗的双重目的，通常不需要进一步手术，只需根据病理结果决定复查周期。

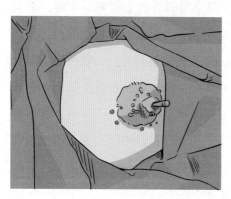

图13　定位病变导管

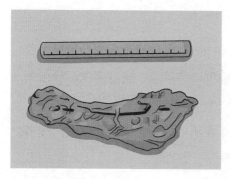

图14　切除的病变导管及相应腺叶

病变导管及相应腺叶切除术对乳头溢液病因的诊断成功率很高，尤其是针对单纯乳头溢液的患者。当然，并不是所有乳头溢液的患者都能顺利实施这一术式。有极少数患者因为术中挤不出溢液，无法准确找到病变导管，或者无法顺利置入秃头针并对导管染色，以致无法切除目标导管及相应腺叶。此时，如果其他影像学检查能够发现病灶，则可以通过影像学定位的方法实施病灶活检手术，这就是为什么还要通过超声及钼靶等检查寻找病灶的原因之一。

大部分患者可以在局麻下完成病变导管及相应腺叶切除手术，手术创伤也比较小。这个术式有可能造成周围乳管的损伤，从而影响一部分女性顺利哺乳。

乳头溢液是乳腺疾病常见且非常重要的症状。对于某些早期乳腺癌的患者而言，血性、浆液性溢液更可能是唯一的症状。此时进行手术确诊并予以治疗，多数患者能够获得非常好的预后。

所以，建议女性朋友定期自行挤压乳房进行自检，及时发现有无乳头溢液。一旦出现某些特殊类型的溢液，尤其是单侧、单孔的血性溢液，不要忽视也不要过分惧怕，应该积极手术活检，及早确定或者排除恶性肿瘤。早诊早治能够获得最佳效果。

第五节

乳房皮肤及形态的改变

> "医生，我发现自己乳晕的颜色加深了！"
>
> "医生，我感觉自己右侧乳房最近增大了。"
>
> "医生，我发现自己左乳这里出现了一个小坑。"
>
> ……

很多细心的女性能自行发现乳房皮肤、形态的变化，这也往往是最早被发现的乳房异常情况。

正常情况下，每位女性的乳房，特别是乳头乳晕的颜色和形态有自身的特征，会随着发育、怀孕、哺乳，甚至年龄等因素变化而出现变化。这些异常变化，虽然不一定是疾病所致，但是将"今天"的乳房和"昨天"的乳房进行对比，将左侧和右侧乳房的形态进行对比，非常有助于早期发现疾病。

记住：只需和既往的自己对比，无须和别人进行比较。

1.乳房上的"小坑"、乳头凹陷和偏移

女性喜欢照镜子。作为乳腺科医生，我们非常建议女性朋友们定期站在镜子前，仔细观察一下自己的双侧乳房。很多形态上的变化只有照镜子时才容易发现，观察重点在于是否对称。

乳房，是通过很多乳房悬韧带被固定在胸壁上的，这使得乳房有自然下垂的形态和顺滑的线条。韧带，顾名思义，是有一定韧性的。如果某一根韧带被病变侵犯，使得它的韧性受损或者受到牵拉，而其他韧带的弹性正常，则这根韧带所悬吊的部位就会出现凹陷，看起来就是一个"小坑"。乳头周围或者深部的病变侵及乳头乳晕区的韧带或者皮肤时，则导致乳头凹陷或者向某个方向

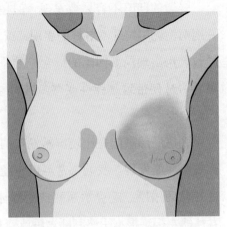

图 15　乳腺皮肤红肿

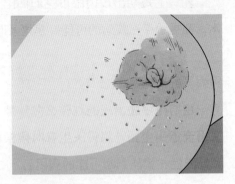

图 16　乳头凹陷和橘皮样改变

偏斜。

需要说明的是，这种凹陷或者偏斜，一定是在较短时间内出现的，这才提示有病变可能。很多女性从青春期乳房发育开始，某一侧或者双侧乳头就有凹陷，这种凹陷往往在哺乳期的时候，是可以正常突出来的，不需要担心。

轻微的凹陷不容易被发现，但是对着镜子仔细观察却可以发现两侧乳房出现不对称的表现，或者顺滑的乳房线条被破坏。导致乳房出现局部凹陷的最常见的原因是乳腺癌，癌组织会侵犯乳房悬韧带致其弹性变差，进而导致皮肤表面出现"小坑"样的改变。

乳房局部隆起是比较容易发现的病变，小的隆起也需要对称观察才能发现。我们常常可以在隆起部位触摸到清晰肿块或者片状的增厚，这提示病变位于腺体表面，接近于皮肤之下。女性朋友很难根据手感判断这种改变是否为病变组织。

乳房上短期出现肉眼可见的凹陷、隆起以及乳头位置的变化，都提示存在疾病的可能。建议及时到医院就诊，查找原因。

2. 皮肤红肿，炎症还是癌症？

短期内皮肤出现的红肿，尤其是双乳不对称出现，提示乳房出现了病变。乳腺科医生有时候根据红肿出现的范围、速度和伴随症状就能判断可能的病因。

局部有明确外伤病史，如撞击和挤压，乳房红肿代表局部炎症，这和其他部位的外伤是一样的。由于乳房组织浅表，其内脂肪组织和血供都较为丰富，即使外伤后皮肤没有破损，无菌性的炎症也会引起比较明显的疼痛、红肿以及皮下淤血。这种情况，第一天可以先局部应用冰块、湿毛巾冷敷止痛，通常超过 24 小时且出血肿胀不继续扩大后，再用局部热敷促进炎症吸收消肿。如果出现质地坚硬的肿块、皮下淤血严重、超声检查提示乳房内存在血肿，则需要外科医生根据情况进行穿刺或者手术处理。

哺乳期出现单侧乳房局部红肿疼痛，首先考虑哺乳期乳腺炎。这种炎症发病过程非常典型。哺乳期的妈妈，首先发现泌乳不畅，自己觉得一侧乳房乳汁分泌明显减少，还有的被宝宝咬伤乳头。泌乳减少的乳房随之出现明显的局部疼痛，疼痛一段时间后出现红肿，并且肿痛范围逐渐扩大；此后，大多数患者还会出现全身发热的反应，体温快速升高。如果此时进行血液化验，还可以看到粒细胞升高。哺乳期乳腺炎是乳腺科急诊最常见的就诊原因，很多哺乳期妈妈深受其苦。炎症刚发生时，局部冷湿敷能够有效减轻疼痛。保持泌乳通畅、排空乳汁是治疗的关键（我们会在哺乳指导的章节进行详细的介绍）。由于这是细菌感染引起的炎症，所以大多数患者需要用抗菌药物。如果就诊和治疗不及时，还可能出现乳房脓肿，这需要乳腺外科医生进行脓肿引流的手术。

非哺乳期出现的乳房红肿，需要特别注意两种疾病。

一种是特殊类型的乳腺炎，我们称之为"非哺乳期乳腺炎"，也有医生称之为"浆细胞性乳腺炎"或者"肉芽肿性乳腺炎"。目前，这种炎症的病因尚不完全清楚，但与哺乳期乳腺炎明显不同，并非细菌感染所致。

非哺乳期乳腺炎最典型的表现为迅速出现的乳房肿块及皮肤红肿，很多患者描述"一夜之间就出现一个大肿块"，并且伴有明显的疼痛。即使红肿、疼痛都很明显，但是患者基本不会出现全身发热的表现。此后病灶的部位逐渐出现脓肿，红肿部位的皮肤会出现破溃，并流出稀薄的脓液，然后局部炎症减轻，红肿范围缩小，皮肤破溃愈合，之后再次出现红肿破溃。有些患者同侧乳房病灶的临近部位也会出现类似的症状，"此起彼伏"，迁延不愈。大多数患者可以通过这种特征性的病程确诊，少数患者需要病理检查才能确诊。

非哺乳期乳腺炎目前并没有标准的治疗方案，乳腺科医生

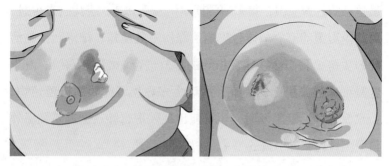

图 17、图 18　非哺乳期的局部表现

也在积极探索有效的治疗方法，局部激素治疗、口服激素治疗、中医药治疗等都可能取得一定疗效。我们的经验是：在红肿消退的非急性期，炎症病灶的范围局限而且边界较为清晰，此时手术完整切除炎性病灶是有效的治疗手段，但是创伤较大，也有可能对乳房外形造成不良影响。

另外一种出现在非哺乳期的乳房皮肤红肿是一种恶性程度很高的乳腺癌——炎性乳癌。顾名思义，这种特殊的乳腺癌会出现类似乳房炎症的表现。典型的表现是无明显诱因出现的乳房皮肤红肿，红肿范围比较广泛甚至遍布患侧乳房。有的患者还会出现皮肤的水肿增厚，乳房看起来明显增大。但是，与乳腺炎明显不同的是：疼痛症状并不明显，有的患者甚至完全感受不到疼痛；发展过程虽然较快，但不会像乳腺炎症那样"一夜之间"发生，进展过程会有数周到数月不等。炎性乳腺癌少见但是预后较差，由于经常表现为弥漫性的病变，以致在乳房内无法触及典型的肿块，有时候超声等检查也无法找到明确的病灶，容易被忽视。因此，一旦在非哺乳期出现无痛性的单侧乳腺红肿，应该尽早到医院就诊，做病理检查确诊或者排除。

3. 是湿疹还是 Paget's 病？

乳头乳晕区出现的皮损，是医生也容易漏诊的症状。最常见的皮损是类似湿疹的改变，反复出现皮肤脱屑，甚至糜烂出血。很多女性朋友会自行判断为湿疹并自行用药，或者因自行好转而不去就诊，或者仅就诊于皮肤科。事实上，乳腺科有一种特殊的乳腺癌也有类似湿疹的症状，典型表现是反复出现的乳头乳晕区湿疹，并且逐渐破坏病灶区域的皮肤。有经验的皮肤科医生和乳腺科医生在看到类似症状时，都应该警惕是否存在乳腺 Paget's 病可能。

乳腺 Paget's 病又称乳腺湿疹样癌，是一种特殊类型的乳腺癌，恶性程度低，发病率也低。这种病首诊时容易误诊，原因是与真正的乳头湿疹很容易混淆。

乳腺 Paget's 病早期主要表现是乳头皮肤发红、瘙痒、微痛，有的患者还有少量渗出，继而出现乳头乳晕区皮肤增厚、渗液、结痂、脱屑或有乳头乳晕皮肤糜烂、溃疡。这些表现与普通乳头湿疹的症状几乎一致。不同的是，皮损情况经皮肤科医生对症处理后可暂时性痂下愈合，但是会多次复发。细心观察可以看到，普通湿疹几乎不会真正对乳头乳晕区皮肤造成损害，而 Paget's 病的皮损反复出现后，会导致真正的皮肤组织缺失。

我们的经验是：乳头乳晕区皮肤湿疹样的病损，治疗超过 2 周而疗效不明显者，就应做病理检查排除乳腺

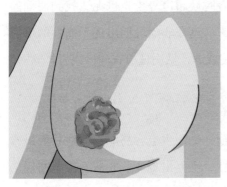

图 19　乳腺 Paget's 病的局部表现

Paget's 病。

乳腺 Paget's 病诊断要根据临床表现和病理学检查，以病理学检查找到 Paget 细胞为确诊依据。目前常用的有细胞学检查和取病变部位皮肤全层的组织病理检查。

细胞学检查是无创的检查，一般先揭去皮损部位的痂皮，清除分泌物后，再做细胞印片，如果伴随有乳头溢液的症状，还应该做溢液涂片检查，多次细胞学检查有助于提高诊断准确率，但是从目前已有的研究报道来看，细胞学检查确诊率比较低，而且即使细胞学检查阴性（即没有找到 Paget 细胞）也不能排除此病。

病损皮肤的全层活检是最可靠的确诊方法。病损皮肤的全层活检就是从湿疹样病损处切取一小块全层皮肤做病理检查。这是有创性的检查，但是确诊率高。取皮肤活检损伤很小，门诊就可以做，不需要住院，伤口 1 周左右就可以愈合。如果病理检查阳性（找到 Paget 细胞）就可以 100% 确诊了。如果反复病理检查都是阴性，基本可以排除此病。

Paget's 病还经常伴有乳腺导管内癌或浸润性导管癌。我们在工作中也发现，即使按照乳房肿块手术的患者，术后病理检查也可能同时发现 Paget's 病，可见二者经常同时存在。所以，对于高度怀疑 Paget's 病的患者，我们建议还要做超声、钼靶或者核磁等影像学检查，看看乳腺内有无肿块、砂砾样钙化灶等不除外恶性的病变，必要时同时做病理检查；对于伴有乳头溢液的患者，必要时还要做病变导管及相应腺叶切除，然后做病理检查以明确诊断，避免漏诊。

乳腺 Paget's 病本身是一种低度恶性的乳腺癌，其分期和预后要根据乳腺内的伴发癌的情况决定。单纯乳腺 Paget's 病，没有伴发其他癌，没有腋窝淋巴结及远处转移，那么就是早期癌；乳腺 Paget's 病伴发导管内癌，无腋窝淋巴结及远处转移，那么也属于早期癌。以上两种情况，虽然都是乳腺癌，但是预后都很好。如果是乳腺 Paget's 病伴发浸润性乳腺癌，则应该按照浸润性癌进行分期，那就有可能不是早期了，严重程度应该按照浸润性的分型分期进行判断，治疗也以浸润性癌为依据。简单来说，Paget's 病的治疗同其他乳腺癌的治疗一样，即以手术为主的综合治疗。

乳头乳晕区的皮损还包括一些皮肤疾病，如湿疹、乳头乳晕角化过度症、Bowen 病等。这些疾病经常需要皮肤科医生和乳腺科医生共同参与确诊和治疗。所以，一旦出现乳头及乳晕区的皮损改变，尤其是类似于湿疹样的脱屑、糜烂，强烈建议患者到皮肤科和乳腺科两个科室就诊，以免出现误诊或者漏诊。

第三章

教你如何看病

"医生，为什么我的描述你都不在意？气死我了！"

"医生，我感觉自己就是乳腺癌，还能活多久？"

"医生，我一直害怕手术，也怕自己是那个病，所以不敢来医院！"

......

在前面的章节中，我们详细介绍了女性朋友正常乳房的状态以及值得关注的异常情况，这些异常包括自检发现的异常以及医疗机构体检发现的异常。即使我们介绍了自我检查的知识，即使根据自身的认知能够判断为良性疾病，我们依然建议这些有异常发现的患者到乳腺外科门诊就诊，这是最负责也是最安全的建议。

很多患者因为惧怕恶性肿瘤而逃避就诊，然而，真正威胁患者生命的除了疾病本身外，"延迟就诊"也是一个极其重要的因素。如果患者能够充分了解就诊过程和每一项检查的含义，就会发现整个就诊过程并不复杂，也完全没必要恐惧。

乳腺疾病的诊断过程通常包括：问诊、物理检查（触诊）、影像学检查及病理检查。下面，我们会详细解释这一过程并教会您就诊技巧。

第一节
如何与医生对话

与医生对话，也是有技巧的。

问诊，是患者遇到的第一个诊疗环节。高效的问诊过程，能帮助医生第一时间对患者病情进行判断。有些患者经常一进诊室，就开始事无巨细地描述自己的各种不适，过多信息反而会干扰医生的思路。不妨先让医生问，患者答。

1. 医生："发现什么异常？您为什么来看病？"

患者："我没有症状，体检发现了乳腺结节。""我发现乳头流水了。"……

这是主诉，也就是患者面临的最迫切的问题。清晰的主诉能让医生迅速清楚面对的是一个什么样的患者，就诊目的是什么，也决定了下一步要问的问题。建议每位患者在就诊前想好自己来看病的最主要的理由，直白陈述。

2. 医生："这种情况出现多久了？"

患者："大约 2 个月了。"

病程，也就是发现异常情况的时间，对诊断一个疾病非常重要！您可能记不清了，但是一定要努力回想。不同病程提示不同的疾病。恶性肿瘤通常进展较快。如发现乳腺结节5年，缓慢生长，和发现乳腺结节3个月，明显增大，是完全不一样的提示信息。建议每位患者在就诊前计算好自己的病程。

3. 医生："您自己能触及的结节有变化吗？"

患者："最近结节增大了。"

结节体积和质地的变化，远比数量的变化更重要。通常不需要为数量增多而担心，结节迅速变大、质地变硬、位置变得固定，这些变化都提示有恶性病变的可能。如果您记得不同时间的检查结果，最好把结节大小的数字告诉医生。有的患者按照时间顺序把检查结果抄录下来，这就更完美了。

4. 医生："是否红肿疼痛？有无乳头溢液？"

患者："没有不适的感觉。"

伴随症状对诊断乳腺疾病也有非常重要的意义。红肿疼痛往往提示乳腺炎症；无痛性肿块则提示可能为肿瘤；单侧单孔的血性溢液，则提示存在乳腺导管内病变可能。

5.医生："在别的医院看过吗？给您诊断的是什么疾病？做过哪些治疗？效果怎么样？"

患者："看过，这是我的超声检查结果。"

本次就诊前的检查资料能够直观提供疾病的信息。如果您携带病理报告就诊，医生甚至可以直接诊断。医生可以将以前的影像学检查结果和新的检查结果进行比对，了解疾病的发展速度。如乳腺结节在这 3 个月里生长有多快。患者治疗后的反应或者疗效也很重要。如果乳腺肿物未经抗肿瘤治疗而缩小的话，那么恶性肿瘤的可能性微乎其微。如果前期治疗效果差，医生可能需要重新诊断或者调整下一步治疗方案。

有的患者怀疑之前医院的检查结果不准确，不愿或者故意隐藏外院的检查结果，这样做只能给您新的诊治过程带来麻烦和无用的重复检查。如您有最近一个月内的钼靶片子，拿出来给医生看，只要影像清晰，很可能就不需要重复摄片了，毕竟这是个放射性的检查。

6.医生："家里人还有患乳腺癌的吗？您还有其他疾病吗？做过手术吗？月经情况如何？"

患者："我的姐姐患有乳腺癌，她那时 40 岁。"

医生会通过乳腺癌家族史、月经史及其他病史，判断患者是否属于高危人群。高危患者的检查内容更多、更细致，甚至治疗手段也会有所不同。如对年轻的高危患者，在超声之外，可能会更积极地加做钼靶检查。高危患者的随访间隔也会不一样。

疾病及用药史也很关键。如当患者存在免疫性疾病的时候，就要考虑乳腺的疾病是否有可能只是系统性疾病的局部表现，患者的乳头溢液有无可能是服用治疗其他疾病的药物所致。对于有严重基础病的患者，检查和治疗的手段也与常人有很大区别，有些药物和手术存在禁忌证。

7. 医生："还有什么要告诉我的吗？"

患者："我还有这样的情况……"

问诊的过程，是医生逐渐找到诊疗方向的过程。患者就不能提问吗？当然不是。也许患者提供的某一个信息就能决定临床诊断。如医生发现乳房内有多个高度怀疑乳腺癌的肿块，而患者突然说"自己进行过双乳脂肪注射隆乳的手术"后，医生的诊断也许一下就被推翻了（有时候脂肪坏死结节和乳腺癌结节在影像学很难区分）。建议所有患者在就诊前，尽量将所有信息进行收集整理，在回答医生的主要问题之后，把这些信息也补充描述清楚。同时也不要有所隐瞒，隐瞒病史有可能造成误诊误治，给您带来额外的伤害。

为了能够高效完成问诊，我们设计了《乳腺就诊清单》，不妨试试。

医生提问	医生想知道的内容	最有效的回答
"请问，您为什么来看病？""什么情况？哪里不好？"	患者就诊的最主要原因是什么，也就是"主诉"。 主诉，可以帮助医生直接推断"诊断"，以及患者最关心的问题。 患者也可以直接提出希望医生解决的问题。 发现问题的时间很重要！ 此时，应该直白地说出最让你担心的问题。	"3 个月前体检发现左乳结节" "左侧乳头溢血 1 个月" "3 天前，我在左乳触摸到一个肿块" "左乳红肿疼痛 3 天" "近 3 个月，左侧乳头总是出现湿疹和脱屑" "乳腺癌术后 1 个月了，我想知道是否需要放化疗"
"请问，有什么伴随症状吗？"	伴随症状是临床诊断乳腺疾病的重要依据。比如： 无痛性的肿块，通常代表良性或者恶性肿瘤可能性大； 肿块伴有红肿疼痛，则炎症可能性大； 不规则的双乳疼痛，很可能是乳腺增生引起的，通常与严重的疾病无关； ……	"只是体检发现的，自己没有感觉" "肿块的部位隐隐作痛" "这个肿块增大很快，又红又肿的" "间断的乳头流水，挤压才有，没有不舒服"
"乳头溢液是什么样子的？"	有经验的医生仅根据溢液性状就可以判断是否需要活检。 单侧单孔血性溢液，是导管内乳头状瘤和乳头状癌的最常见症状； 双侧乳汁样溢液，往往不是乳腺本身的疾病； 浑浊的溢液、双乳或者多孔溢液，通常不是恶性疾病的表现； ……	"只有右侧乳头流水，我不清楚是单孔还是多孔" "内衣上有污渍，我没有看到哪个孔溢液" "挤压左乳头上方的位置，会出现一滴黄色清亮的液体" "出血水，有时是黑色的或者咖啡色的" "有点像植物油的颜色" "有点像淡乳汁，好几个孔都出"

续表

医生提问	医生想知道的内容	最有效的回答
"您做过哪些检查?"	医生想看看你的检查报告,尤其是超声、钼靶、核磁共振的片子,活检手术的病理报告尤其重要!就诊时应该尽量带齐之前的检查结果和病历资料,如果以前在别的医院有就诊记录,尽量带来,外院医生的记录会更专业和详细,信息更有效。注意:不要因为对其他医院的检查结果有所怀疑,而故意不拿出之前的检查结果,专业的乳腺科医生会自己看图片,不会轻易下结论!	"这是我在××医院的超声报告和钼靶片子,您帮我看看" "这是我以前的片子,您帮我对比一下?" "这是我在当地检查的超声,您看这个结果准确吗?" "这是我之前手术的病理结果和手术记录"
"您做过哪些治疗?"	医生想知道之前治疗方案的效果如何,以便指定新的治疗方案。	"我没有治疗过" "我用过一些中药" "我用过抗生素,似乎效果不佳" "我做过肿块切除手术,可是很快又复发了" "我做了乳腺癌的保乳手术,也做了放疗和化疗,目前在用内分泌治疗"
"您的亲戚有得乳腺癌的吗"	医生想知道你的乳腺癌家族史,这是重要的乳腺癌发病高危因素,甚至决定你的检查内容、治疗方式、随访周期。注意:妈妈、姐妹、姑姑、姨妈、表姐妹等有血缘关系的都属于"家族"。	"我的妈妈在去年诊断乳腺癌了,目前挺好的" "听说我的外婆是因乳腺癌去世的" "我的姨妈得了卵巢癌,和我有关系吗?"

续表

医生提问	医生想知道的内容	最有效的回答
"您有其他疾病吗？在长期服用什么药物吗"	有些疾病和乳腺肿瘤有关，比如卵巢癌。 有些疾病和药物可能影响您的手术方案，比如免疫病、严重的心血管疾病、糖尿病、长期服用抗凝药物等。 有些药物增加乳腺癌患病风险，比如长期应用避孕药、激素替代治疗，等等。	"我1年前得了卵巢癌" "我的血糖有些高，医生还说我有冠心病，一直在吃阿司匹林" "我的更年期症状比较重，这10年一直在用激素替代"
"您还有什么需要补充的吗？" "您希望我帮您解决什么问题？"	医生想看看有没有遗漏的信息，或者想知道您的特殊诉求。 此时，要直白说出自己的特殊病史和最关心的问题。 不要隐瞒，不要有顾虑。	"10多年前，我做过自体脂肪注射隆乳，请不要告诉我的家人" "我还要做哪些检查？我需要尽快手术吗？" "我能确诊乳腺癌吗？" "作为乳腺癌患者，我的生存机会如何？" "希望您能够帮我出一个化疗方案！" "我的乳房疼痛该如何治疗？"

　　这个问诊清单是我们在门诊中都会问到的问题，在了解医生每个问题的含义后，您可以根据自身的情况，选择最直接有效的答案，并且准备好病历资料。这种高效的沟通最终会让您获益。

第二节

乳腺科医生的"神奇之手"

很多患者称赞一些乳腺科医生有一双"神奇"的手，仅凭"手摸"就可以判断是什么疾病。这个说法，虽然有些夸张，但是，触诊确实是乳腺科医生必须熟练掌握的技能。对于可触及的乳腺病变，有经验的医生可以仅通过触诊就做出非常准确的诊断。

触诊是指用指腹的敏感部位对乳腺进行无遗漏的触摸。不同医生的触诊手法和顺序也许会有不同，但是检查内容是一致的，包括双乳是否对称、有无溢液、有无肿物，肿物边界、大小、质地、活动度等一切能发现的异常情况。

患者自行触及的肿块就一定是疾病吗？患者能

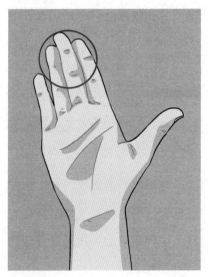

图 20 触诊所用手指部位示意图

够自行判断病变的良恶性吗？这些问题需要医生亲自触诊才能回答。虽然大多数可触及的乳腺癌是患者自己首先触摸到的，但是我们发现，也有很多患者自己触及的乳房肿块，尤其是多发的肿块，可能只是增生的正常腺体，这种误判大大增加了患者不必要的焦虑与恐惧。患者对肿物的边界、质地、活动度的判断，远不如专科医生准确，而这些信息，恰恰是辨别良恶性疾病的重要依据。

医生能够触诊到患者无法发现的病变，如乳头溢液。很多时候，需要医生用适当的手法和力度才能挤出溢液。有患者将"淡血性的溢液"描述为"黄色溢液"，将浑浊的溢液描述为"清水样"，这些都需要医生亲自触摸、亲眼看到才能准确判断。腋窝也是乳腺疾病必须要检查的部位。医生可以通过腋窝触诊，检查是否存在异常肿大的淋巴结及淋巴结的质地和活动度，这些信息直接影响乳腺癌患者的分期，甚至影响患者的手术方式。

虽然超声、钼靶等影像学检查已经可以发现大部分的乳腺病灶，但是不能发现所有病灶。如果盲目根据影像学检查的阴性结果（未发现病灶）就不做处理，一部分患者就会被漏诊。有的患者通过网络咨询或者仅能提供影像学检查结果而无法接受触诊，这种就诊方式可能也存在一定的漏诊或者误诊的风险。我们在工作中就遇到过，只有触诊异常而影像学检查阴性的患者，在手术中证实为乳腺癌。

优秀的乳腺科医生一定不能忽略触诊过程。建议所有就诊患者，即使触诊可能会导致疼痛等不适，也要尽量配合医生触诊，甚至主动提醒医生为自己进行触诊，这非常有助于判断病情。

第三节

超声、钼靶、核磁，哪种检查更准确

"医生，我怀孕了，能做乳腺超声检查吗？"

"医生，听说钼靶检查有放射性，能不做这个检查吗？"

"医生，听说核磁检查最准确，能给我预约一个核磁检查吗？"

……

影像学检查技术的发展使乳腺内最微小的病灶也很难逃出医生的视野。临床上可触及的病灶，能够通过影像学检查判断血流、范围等详细信息；不可触及的乳腺病灶，更是只能依靠超声、钼靶等影像学检查去观察形态，判断良恶性倾向。这些检查对于乳腺疾病的早诊早治提供了巨大帮助。

目前乳腺疾病常用的影像学检查包括：超声、钼靶、核磁，它们都能形成清晰的图像，让医生直观地看到病灶的形态。

这些检查的技术手段不同，检查过程不同，费用也不同。

乳腺科医生是如何看待这三种检查的，到底有没有"最准确或者最好"的影像学检查方法呢？

1. 乳腺超声——最"物美价廉"的检查

几乎所有到乳腺门诊就诊的患者，都需要做乳腺及腋窝的超声检查。这是最常用的乳腺影像学检查，能够为绝大多数患者的乳腺病灶提供清晰的图像，也是诊断乳腺疾病最有效的手段之一。

乳腺超声检查的原理复杂，可以简单理解为：用超声波为乳腺内隐藏的病灶画一张图片。完整的乳房结构包括皮肤、脂肪、腺体、导管、血管等不同组织，这些组织对超声波的吸收不同，收集这些强度不同的回声并形成图像，展现于眼前。

由于大部分乳腺病变和周围正常组织的回声有明显差异，从超声图片中看到区别于正常组织的特异性的图像就是病灶。此外，超声有一个强大的功能，可以"看到"病灶的血管，并显示局部血流情况。医生根据超声所示病灶图像的形态和血供情况判断病灶的性质。不同回声代表不同性质的病灶。

无回声病灶——乳腺囊肿。囊肿就像一个"水球"。表面有一层薄薄的外皮，内部充满液体，由于液体对超声波的吸收能力强，导致液体部分表现为无回声，在超声图像上表现为纯

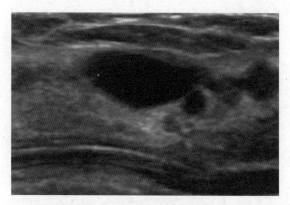

图 21　囊性结节的超声图像

黑色。囊肿不一定是圆球形的，也可以是椭圆形、葫芦形或者不规则形态，但共同的特点是：边界清晰、内部为无回声（黑色）。我们通过观察囊壁及囊内回声特点判断其良恶性。大多数囊肿是良性病变，并不需要特别担心。但是，如果超声图片上出现囊壁增厚、囊内出现不规则的分隔、分隔上有丰富血流、囊内部血运杂乱，就不能掉以轻心了，这些表现提示这个囊性病灶不除外恶性病变。

低回声病灶——乳腺实性结节。实性结节，顾名思义，结节的内部是"实心儿"的，这与囊肿的"水球"不同，可以将实性结节视为一个"铅球"。大部分实性结节的回声低于周围的腺体组织，图像中显示为低于周围回声的暗灰色，甚至接近于黑色。实性结节的低回声形态能够反映结节的性质。形态规则、边界清晰、回声均匀、血供不丰富的低回声通常是良性病

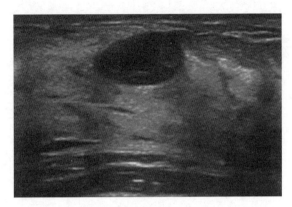

图 22　实性结节的超声图像

变的表现。形态不规则、边界不清晰、边缘有毛刺或者呈"蟹足样"（可以想象为张牙舞爪的螃蟹）、内部有丰富的及不规则的动静脉血流，这些都是比较典型的恶性肿瘤的表现。实性结节比囊肿更值得关注，即使很小的低回声结节，如果超声表现出恶性病变的形态，也应该积极活检。

无回声内可见低回声病灶——囊实性结节。我们可以理解为在一个"水球"内放了一个"铅球"，囊内液体将"铅球"包裹。这种超声表现最常见于导管内病变。由于乳腺内扩张的导管在超声检查中常显示为无回声的一条"管道"，导管切面则显示为囊肿。在囊肿中出现一个实性低回声的病灶，尤其当这个低回声位置不随体位变化且有丰富血流的时候，首先要高度怀疑导管内病变。这种导管内病变有一部分是恶性的。

乳腺超声还有其他多种多样的表现，如回声衰减、强回声

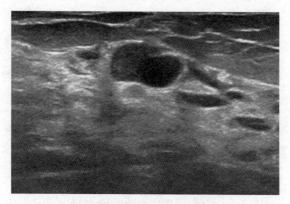

图 23　囊实性结节的超声图像

等，这些表现代表着不同含义。医生会根据这些超声表现，对乳腺病灶的性质进行推断。

　　超声检查的优点非常明确，常规超声检查能够显示绝大部分的乳腺病灶。乳腺超声对乳腺癌诊断的特异性很高，如果超声检查判断某个病灶为乳腺癌，那么其准确率超过 90%。超声检查还非常安全，对人体基本没有损害，即使怀孕期的准妈妈也可以做。检查过程基本没有痛苦而且价格相对便宜。以上优点让超声检查成为体检和筛查最常用的影像学检查，可谓"物美价廉"，性价比极高。

　　超声检查没有缺点吗？

　　很多患者发现，自己在不同时间、不同医院、不同超声医生做的超声检查结果会存在差异，有时候这种差异巨大到影响治疗方案。"这里的超声看可以不做手术，那里的超声提示恶性肿瘤！"

这就需要说明一下超声诊断的特点，乳腺超声结果的判定存在一定主观性。比如，对形态是否规则的判断，不同医生掌握的尺度可能有所差别，这个医生认为这个肿物的形态是规则的，而另外一个医生可能认为这个形态欠规则，从而导致超声诊断结果多有不同。对同一个结节的测量也会有这种差异：如果准确找到肿物的最大径，就能准确提供测量结果；反之，则超声所示结节的大小就会出现差异。超声诊断非常依赖于超声科医生的经验。

或许超声的检查仅提示良性病变、没有手术指征，但是乳腺科医生很可能根据"老年女性、结节短期增大"的病史特点，建议患者实施手术活检。作为乳腺科医生，我们除了参考超声医生的报告外，还会亲自看超声所示病灶的图片，然后根据病史、其他影像学资料以及经验给出最终的治疗建议。

2. 乳腺钼靶——寻找"微钙化"的金标准

超声能发现乳房内所有病灶吗？当然不能，比如，对于微钙化的判断，超声检查就不如钼靶准确。于是，经常有患者说："听说钼靶是比超声更准确的检查，真的吗？"其实不是的。

乳腺钼靶摄片检查，是一种乳腺的 X 线检查。有点儿类似于我们体检时常做的"胸片"，就是利用 X 线在底片上成像。钼靶的 X 线穿透力比较弱，非常适合用来观察乳腺组织。

乳腺钼靶检查是将乳腺夹在两个平板中间，分别从上向下、从内上向外下压迫乳房，使得乳房组织变平，这个过程会有疼痛不适，然后 X 线照射摄片。为了左右对比，双侧乳腺应该都做摄片，一般总共照四张片子。我们根据这些片子上的影像来判断是否有病灶以及病灶性质。

钼靶片子一般要对比起来看，观察内容包括：双乳对称性，皮肤厚度，肿块的形态、边界、有无毛刺等。这些特征大多也可以通过超声观察到。但是，乳腺内钙化灶，特别是微钙化灶，在钼靶检查中看得最清晰，最具有特征性，这一点要明显优于超声和核磁检查。成簇分布的砂砾样微钙化灶恰恰是乳腺癌的典型征象之一，甚至在还没有形成肿块的早期乳腺癌，就可以被钼靶摄片发现。在准备行保乳手术的乳腺癌患者，也需要做

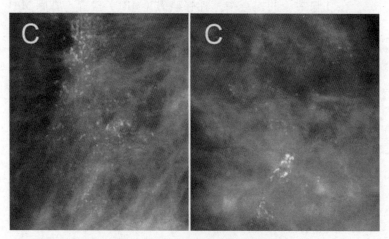

图 24 微钙化在钼靶摄片中的表现

钼靶检查明确有无弥漫性分布的微钙化，才能确定是否可以选择保乳。钼靶对乳腺癌诊断的特异性超过90%，与超声相当。而且乳腺钼靶辐射量很小，除非有怀孕等禁忌，否则几乎所有女性都可以做钼靶检查。欧美国家普遍以乳腺X线作为乳腺癌的主要筛查方式。我们的研究结果与欧美国家有所不同：由于中国女性的腺体相对致密，乳腺超声筛查的敏感性及准确性都显著优于乳腺X线，所以，我们还是建议以超声检查作为主要的筛查手段。

3. 乳腺核磁检查——"敏感的"替补

"医生，我不怕花钱，能给我做一个乳腺核磁检查吗？"

……

在乳腺常用的检查中，乳腺核磁（MRI）检查（乳腺MRI检查）是最昂贵的。最贵的就是最准确的检查方法吗？

首先，乳腺核磁检查没有放射性，是一项安全的影像学检查。通过对自然下垂状态下的乳房进行三维扫描，可对乳房内病灶进行立体评估，核磁检查对软组织的分辨率也高于乳腺X线检查。除了清晰显示病灶的形态外，乳腺核磁检查还能够显示病灶的血运状态，为医生提供更加详细的信息用以判断病灶的良恶性。

做乳腺核磁检查时，患者需要俯卧位，不需要像钼靶检查一样挤压乳房，所以基本没有痛苦。由于检查体位的原因，对于病灶部位的判断有时候会和超声检查（一般仰卧位）存在一定差异。

核磁检查的特点是敏感性很高，能够显示微小的病灶，而且能够非常准确地判断病灶的范围。对于确诊乳腺癌的患者，医生可以通过核磁检查进而判断是否适合做保乳手术。对于乳腺彩超和钼靶都不能评判良恶性的时候，乳腺核磁检查的结果有助于提高乳腺癌诊断的准确性。

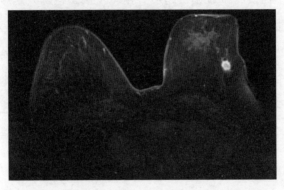

图 25 乳腺结节的 MRI 图像

乳腺核磁检查过于敏感也容易导致出现假阳性，就是将不是恶性的病变判定为恶性，这会出现过度诊断的问题，同时由于发现更多的病灶，减少了患者保乳的机会。此外，核磁检查成本较高，也不适用于体内有金属植入物的患者。

目前，超声及钼靶检查已经可以帮助医生判断大部分乳腺病灶的性质。医生更倾向于将乳腺核磁检查作为超声和钼靶检查的有效补充，并不鼓励所有患者都去做此项检查。

超声、钼靶和核磁检查各有优缺点，互相不能替代，但是能够互补。不存在最准确的检查，只有最适合的检查。医生会根据患者年龄、乳房特征和检查目的为患者选择最适合的检查。

影像学检查为医生提供了巨大的帮助，提高了对疾病诊断的准确性。经常有患者发问："超声报告说我有乳腺纤维腺瘤，可以观察吗？"

这里需要特别说明：超声、钼靶及核磁检查只是影像学检查，医生只是根据影像特征推断病变的性质，或者说去"猜"病灶的性质。这就像"我们不能仅根据一个人的长相就准确判断出这个人是好人还是坏人"一样。事实上，标准的术前超声检查只会报告：提示乳腺纤维腺瘤可能性很大。但这并不是100%确诊。真正确定病变性质的检查，只能是病理检查！

第四章

如何 100% 确诊

"医生，我把超声、钼靶、核磁都做了，为什么还是不能确诊呢？"

"因为这些都是您做的影像学检查，不能100%确诊。"

"医生，我真的想搞明白我的乳腺结节到底是不是乳腺癌！"

……

在前面的章节中，我们描述了乳腺疾病的症状，也详细介绍了乳腺疾病的常用检查手段。通过症状、病史和影像学检查，我们有把握确诊并且决定治疗方案吗？

可惜，对于大多数乳腺疾病而言，我们依然只能判断出病灶的倾向性，即使这个倾向非常接近真相，我们还需要一个最终的证据——病理诊断。

病理诊断是乳腺疾病诊断的金标准。尤其对恶性肿瘤患者而言，病理检查结果不仅是确诊的依据，更是确定治疗方案的依据。

第一节
什么是病理检查

乳腺病理检查，简单来说就是通过穿刺、切除等方法取得乳腺病灶组织或者细胞，做成薄薄的病理切片，放到显微镜下观察组织和细胞的特征，以此判断疾病的性质、来源和特性。当然，实际的乳腺病理检查过程要比描述的复杂。

病理检查的报告是乳腺疾病的最终诊断。以乳腺癌为例，即使临床表现和影像学检查都支持乳腺癌的诊断，但是最终也需要病理诊断才能确认。

并不是所有的患者都需要做病理检查，只有无法明确病灶性质、不能除外乳腺恶性病变或者乳腺肿瘤需要指导治疗时，才会做病理检查。

患者在乳腺疾病的诊治过程中，有可能接触到两种组织病理检查（少数患者需要做细胞病理），一种是快速冰冻病理检查，另外一种是石蜡病理检查。

快速冰冻病理检查，是指手术中进行肿物切除活检时，将切除的病变组织快速冷冻后制成切片进行病理检查。这个检查能够对大多数病灶性质进行快速的定性，通常在 1 个小时内，病理科医生就能告诉乳腺科医生这个病灶是不是恶性的、是什么病变。患者有时候将这一个小时描述为"等待宣判的煎熬时刻"。

冰冻病理检查的优点是速度快，可以帮助医生快速决定下一步手术方案。如活检术中对乳腺结节的病理诊断为乳腺癌，医生会继续实施保乳或者乳腺全切手术，保乳手术中乳腺癌切缘的冰冻病理检查结果是良性的话，医生会认为保乳成功，暂时不需要进一步扩大切除范围。

冰冻病理检查的不足之处有以下几点：第一，冰冻病理无法提供肿瘤详细全面的信息。如快速冰冻病理能够告诉医生这个病灶是乳腺浸润性癌，但是可能无法告诉医生这是哪种类型的乳腺浸润性癌。第二，冰冻病理不能作为最终的诊断，它和石蜡病理检查结果之间可能存在差异。如术中快速冰冻病理报告保乳手术的切缘未见肿瘤，而最终的石蜡病理却在切缘发现了肿瘤。第三，对于一些特殊类型的病灶也无法准确定性。如对于乳腺导管内乳头状病变，冰冻病理较难区分是导管内乳头状瘤还是导管内乳头状癌。

冰冻病理检查的这些缺点意味着一部分患者可能需要在最终石蜡病理检查确诊之后，再进行二次手术。

石蜡病理检查，是指对病灶组织进行石蜡包埋、切片、免疫组织化学染色等更加详细的步骤后，通过显微镜下观察，确定病灶的所有特征信息。这是对乳腺病变的最终诊断。每位乳腺癌患者的确诊及治疗都依赖于这份石蜡病理报告。

不同医院的病理报告内容可能不尽相同，但是一份完整的乳腺癌的石蜡病理报告至少要包含以下这些内容：肿瘤的大小、分化程度、增殖指数、腋窝淋巴结转移状况以及涉及肿瘤特性的雌、孕激素受体状态和 Her-2 受体状态等，这些指标是医生评估患者分期、分型、预后以及制订后续治疗方案的依据。

第二节

什么是"活检"？如何"活检"

> "医生，你说我要做乳腺结节的活检，这是什么意思？"
>
> "医生，乳腺结节的活检怎么做？要开刀吗？疼不疼？"
>
> ……

获得一份高质量的病理检查报告，是诊断乳腺疾病尤其是乳腺肿瘤的最重要的过程。医生通过"活检"，即"活体组织病理检查"来完成。您可以简单理解为，从怀疑有病的部位（可疑病灶）取一块"肉"去做病理检查，看看这块"肉"是肿瘤还是其他病变、是良性肿瘤还是恶性肿瘤。

目前，获取乳腺病灶组织的方法主要有以下几种。

1. 细针穿刺针吸细胞学检查

用细针对病灶组织进行穿刺抽吸，细细的针筒内可以吸取到少量病灶组织的细胞。病理科医生在显微镜下观察这些细胞的形态特征，从而判断病灶的性质。

这种活检的优点是操作很简单，创伤很小，患者只是有被针刺的感觉，容易耐受。出现特定的阳性的结果，如在涂片中发现乳腺癌细胞，就可以对病灶做出定性诊断。

细针穿刺活检的局限性在于：这是一种细胞学检查，仅能在细胞层面对病灶定性，即使看到了肿瘤细胞，也无法对病灶进行完整的组织学检验，无法进行免疫组化染色等进一步病理检测。细针穿刺活检如果取到的细胞量很少，即使没有找到肿瘤细胞，也不能完全排除恶性病变可能。

目前细针穿刺活检已经较少用于乳腺恶性肿瘤的诊断。

2. 粗针 / 核芯针穿刺

顾名思义，用一根具有切割功能的粗大的空心针穿刺到目标病灶范围内，针芯内就会留有一条病灶组织，然后将取到的组织制成切片进行病理检查。

乳腺组织粗针穿刺一般会用到 14 ～ 18G 的穿刺针，这种穿刺针的外径为 1.2 ～ 2.1mm，比我们正常进行肌肉注射用的针要粗很多。穿刺时会有疼痛感，所以一般要在穿刺前进行局部麻醉。目前应用的一些穿刺针自动化水平有所提高，只要病灶定位准确，可以自动对病灶进行切割和抽取，穿刺过程非常快捷，疼痛感较轻。粗针穿刺创伤也很小，以常用的 14G 粗针为例，每次取出的组织大约有 $35mm^3$。为了准确、全面地判断病灶性质，避免漏诊，通常一次穿刺活检要取 3～6 条病灶组织。绝大多数的乳腺病灶可以通过粗针穿刺获得足够的组织量，为病理诊断提供充足的材料。

粗针穿刺活检不是完美的活检手段，需要注意"假阴性"及"低估肿瘤"的可能。

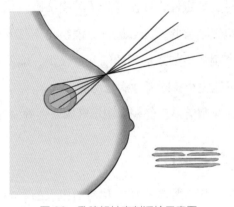

图 26　乳腺粗针穿刺活检示意图

名词解释

　　肿瘤确实存在，但是穿刺没有穿到肿瘤上，而是穿刺到了肿瘤周围的组织，这样病理检查就无法发现肿瘤，我们称为"假阴性"。有时候虽然穿刺取到了肿瘤组织，但是并未取到肿瘤"最严重""最典型"的部位，导致对肿瘤的严重程度判断不准确，我们称为"低估肿瘤"。

　　为什么会出现"假阴性"或者"低估肿瘤"呢？

　　这里有一个关于乳腺病灶的基础知识要告诉大家。乳腺病灶内部并不是只有一种组织，而是由很多种组织共同构成的。即使是肿瘤，内部也并不是单一的、完全相同的肿瘤组织，还有其他不是肿瘤的组织，而且同一肿瘤内不同部位的肿瘤细胞特点也有所不同，这就是我们所说的"肿瘤异质性"。由于粗针穿刺活检只能取到很有限的几个组织条，所以存在穿不到病灶的情况；即使穿刺到了肿瘤组织，也只能取到小部分肿瘤组织，这样的病理检查结果就可能无法反映肿瘤的全貌或者干脆是阴性结果。

　　为了减少假阴性和低估肿瘤的发生，除了用超声或者钼靶定位引导下进行穿刺外，我们还会适当增加穿刺条数。越小的肿瘤，越有可能出现假阴性而导致漏诊，而且小肿瘤经粗针穿刺后也会导致肿瘤边界不清，为后续手术带来困扰。所以，对于直径小于 5mm 的病灶，我们建议选择粗针穿刺活检时要慎重，可以考虑影像学定位完整切除病灶做活检，这样会更加准确。

　　近些年，实施超声 / 钼靶引导下真空辅助活检（VAB）的手术也逐渐增多。这种被称为"微创旋切"的手术方式，本质上也是一种粗针穿刺活检的操作过程。VAB 手术有其自身优点，与传统粗针穿刺活检那样反复对病灶进行穿刺不同，VAB 活检枪一次性穿刺到病变部位后，切取过程不需要将穿刺针从乳房上拔除，而是通过锋利的旋切刀自动切除部分病灶组织，然后通过内部负压的封闭通道，直接将组织条吸出体外，理论上不易出现肿瘤细胞外溢，而且减少了穿刺次数。

VAB是一种非常理想的穿刺活检技术。有很多医疗机构开展了通过VAB进行乳腺良性病变的切除手术，技术已经比较成熟。经验丰富的乳腺科医生通过VAB手术可以达到影像学完整切除良性病灶，因为切口小等特点，备受爱美女性的欢迎。但是也要注意，特定情况下，病灶的真正范围与超声/钼靶的影像学所示的范围可能并不一致，从而会导致病灶残留的可能。如果VAB穿刺活检结果为恶性病变，病灶残留的问题将导致患者难以避免二次手术。

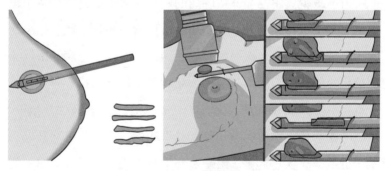

图 27　VAB 穿刺操作示意图

粗针穿刺活检能够确诊大部分乳腺疾病，而且几乎所有患者都能耐受。但医生依然需要根据影像学检查事先判断患者是否适合这个操作。比如，对于术前影像学检查提示可疑导管内病变，尤其是怀疑导管内乳头状瘤或者乳头状癌的患者，这类肿瘤一般体积较小，而且仅凭局部几条病灶组织是无法准确判断是否恶变的，最好完整切除病灶组织做病理检查才不至于漏诊。所以，这一类患者就不适合做粗针穿刺活检，应该考虑实行切除活检术。

3. 开放手术切除活检

"医生，听见开刀我就害怕，创伤是不是很大？"

"医生，你建议我做开刀活检手术，是不是我的病情很严重？"

......

开刀手术，完整切除病灶，是获取病变组织最可靠的方法，是避免漏诊和低估肿瘤的最佳方法。但"开刀"和"手术"的说法，让患者产生了巨大的恐惧感。

开刀切除活检的损伤大吗？

我们在前面的章节介绍过，乳房是一个悬吊于胸壁的体表器官。绝大多数病灶的位置仅位于乳腺组织内，乳腺手术并不涉及胸廓内的心肺等重要脏器。正常的活检手术操作过程是在直视下进行的，仅切除可见或者可触及的病灶组织。术中直视下止血，同时主动避开重要的血管神经等周围正常组织，副损伤很小，属于中、低危手术。而且，大多数患者仅通过局部浸润麻醉就可以完成操作，大大减少了麻醉意外的可能。开放手术切除活检可以取到足够多的病变组织，是非常安全而且有效的活检术式。

了解乳腺病灶切除活检的手术过程后，患者的恐惧感或许能够大大降低。

麻醉成功后，医生会在乳腺病灶表面或者比较隐蔽的位置选取一个比较小的切口，切口大小以方便探查和切除操作为标准。然后根据触摸到的或者影像学定位，完整切除目标病灶组织。如果病灶特别巨大而无法完整切除，也可以切取一块足够大的病变组织，仔细止血后逐层缝合切口。切下来的组织做病理检查。

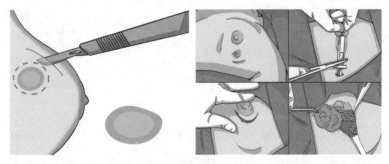

图 28　乳腺肿物切除活检术（开放手术）

切除活检取得的组织量非常大，足够做各种病理检查，而且可以反映出病灶的全貌，不会出现漏诊的情况。对于部分良性病变的患者而言，切除活检手术既是明确诊断的过程，同时也完成了治疗，一举两得。在临床工作中，对于部分希望保乳的乳腺癌患者，第一步的肿瘤切除活检过程，往往也同时会做乳腺癌病灶的局部扩大切除，从而尽量避免乳腺病灶部位的二次手术。

患者对切除活检的顾虑比较大，除了对创伤、疼痛的恐惧外，还担心术后瘢痕影响美观的问题。事实上，目前的缝合技术已经比较成熟了，医生会在不影响治疗效果的前提下，尽量采取美观的切口和缝合方法。

总之，开放切除活检能够取得足够体积的病灶组织用于明确诊断，不会出现漏诊，且同时治疗。手术安全可靠，对于没有手术禁忌的患者，都可以采取这种方式进行乳腺病灶的活检。

第五章

治疗和治愈

"医生，闺密说我需要吃一些药，您为什么说我不需要治疗？"

"医生，我的病必须手术吗？能不能吃些药？"

"我的病还能治愈吗？您告诉我，我还能活多久？"

……

通过医生触诊、影像学检查以及病理学检查，几乎所有乳腺疾病可以得到明确诊断。在我们和复诊患者的交流中发现，很多患者甚至记不住自己到底是什么疾病，记不住病理结果，但是她们最关心治疗方案、是否能够治愈以及是否危及生命。

我们的答案是：大部分乳腺疾病不需要药物治疗；手术是治疗很多种疾病的有效手段；乳腺恶性肿瘤危及生命，但规范有效的治疗方法可以挽救大多数患者的生命；不同乳腺疾病的治疗方案不同，预后（是否复发、是否危及生命）也完全不同。

第一节

如何"治愈"乳腺增生

"医生，我患乳腺增生10多年了，怎样才能治愈呢？"

"医生，我的闺蜜就是乳腺增生，后来患乳腺癌了。乳腺增生将来会发展成乳腺癌吗？"

……

乳腺增生，是门诊中最常见的"诊断"。严格来说，乳腺增生并不是一种疾病。医学上，乳腺增生也没有轻、中、重度的评判标准。对于大多数患者而言，乳腺增生既不需要吃药，也不需要手术。只有两种情况的乳腺增生需要特殊处理：疼痛和乳腺"不典型增生"。

乳腺增生会引起乳房周期性疼痛，这种疼痛会因为月经、焦虑、劳累等诱因加重。少数患者疼痛剧烈，甚至影响正常的工作和休息。治疗目的主要针对疼痛这一症状，我们发现，行为疗法效果很好，超过90%的患者可以通过改变作息习惯、避免劳累、缓解焦虑等方法缓解乳腺疼痛。我们经常告诉患者"您不需要治疗乳腺增生，您只需要好好睡一觉"；或者"您需要治疗的是生气，而不是乳腺增生"。如果一觉醒来您觉得双乳弥漫性的疼痛还是很明显，那么可以服用止痛药物。

患者希望通过治疗乳腺增生降低患乳腺癌的风险，认为疼痛减轻就能够避免患癌，但是，疼痛和乳腺癌之间没有必然联系。

事实上，没有出现"不典型增生"的乳腺单纯性增生，仅会增加 1.5～2 倍患乳腺癌的风险，只需要定期复查即可。乳腺不典型增生的患者，乳腺癌发病率增加 6 倍，需要密切随访。前面的章节已经说过，不典型增生只有在手术或者穿刺活检时才能确定。当乳腺增生的同时发现有可疑恶性病变，如微钙化、乳头血性溢液等，才需要做活检以明确是否存在乳腺癌或者仅为不典型增生。

穿刺活检诊断不典型增生，通常需要完整切除病灶再做病理检查以除外乳腺癌；如果手术完整切除病灶后的病理检查提示不典型增生，则仅需要定期密切复查。患者心里要有一根弦，"我的乳房内有不典型增生"，需要比普通患者更加频繁地进行随访，一旦出现恶性变化，尽早治疗，将癌症扼杀在摇篮里。患者不必太过焦虑，即使病理检查明确诊断乳腺不典型增生，也有很大概率一辈子都不会患乳腺癌。

第二节

副乳——不那么美丽的小乳房

> "医生，他们说副乳将来会长乳腺癌，有必要手术切除吗？"
>
> "医生，我的腋窝副乳很难看，可以手术切除吗？"
>
> ……

副乳，可以理解为没有完全发育的"小乳房"。这个"小乳房"大多位于腋窝附近。有的副乳有乳头乳晕和腺体，有的只有腺体，有的则只有乳头。

副乳本身并不是病变组织，无论是哪种形态的副乳，都对健康没有直接的影响，也不会增加患乳腺癌的风险。

既然副乳有腺体存在，就像正常的乳房一样，有可能患各种乳腺疾病。炎症、纤维腺瘤，甚至乳腺癌都有可能发生在副乳。治疗发生在副乳的疾病和发生在正常乳房的疾病没有区别。副乳肿瘤同样需要通过活检确诊。副乳癌非常罕见，目前治疗方案也与正常乳腺癌的治疗方案基本相同。

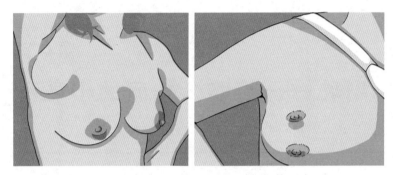

图 29　副乳腺及副乳头

以下两种情况下可以考虑手术切除正常的副乳：①副乳生长于腋窝和胸壁前部，体积较大的副乳看起来如同赘肉。对于很多爱美的女性来说，暴露的副乳非常影响美观。如果您为了"美"能够忍受手术的痛苦，那么可以通过手术切除副乳。②副乳同样会出现乳腺增生，这种增生也会导致疼痛。少数患者只有副乳严重疼痛而正常的乳房疼痛并不明显。为了止痛，您也可以选择手术切除副乳。

切除副乳并不能减少正常女性患乳腺癌的风险。如果对外观没有那么在意，您完全可以和正常的副乳"和平相处"。

第三节

乳腺纤维腺瘤必须手术吗

> "医生，有药物能够治疗我的乳腺纤维腺瘤吗？我害怕手术！"
>
> "医生，纤维腺瘤做什么手术最好？我还没有结婚，不想乳腺上有个大瘢痕！"
>
> ……

乳腺纤维腺瘤是一种最常见的乳腺良性肿瘤，在所有年龄段的女性朋友中都可以看到。但是，患者得到的治疗建议却不尽相同。有的医生建议观察；有的医生建议服药；甚至有的医生建议手术。还有患者咨询："是否能够通过按摩消除掉纤维腺瘤？"

从我们的经验和认知来看，一旦确诊乳腺纤维腺瘤或者高度怀疑乳腺纤维腺瘤，目前只有两种处理方案可以选择：手术或者观察。

乳腺纤维腺瘤需要做病理检查才能最终确诊。门诊常常有患者说:"我有乳腺纤维腺瘤 10 多年了……"详细询问得知,患者只是做过触诊或者只是做过超声检查,门诊医生说诊断为纤维腺瘤。其实,严谨的说法应该是"从目前检查结果来看,纤维腺瘤可能性比较大"。与乳腺纤维腺瘤症状及影像学检查类似的乳房肿瘤有很多,如叶状肿瘤、腺病瘤、错构瘤等,只有通过病理检查的方法才能区分这几种肿瘤。

对于已经长期存在的临床高度怀疑纤维腺瘤,或者穿刺活检病理证实为纤维腺瘤,没有其他恶性病变表现的话,可以选择密切观察。在复查过程中,如果肿瘤生长迅速,或者出现其他不除外恶性的表现,如丰富血供、伴有微小簇状钙化灶、形态变得不规则等,则应该施行手术切除,完整去除肿瘤的同时明确病理诊断。对于首次就诊时即发现瘤体积巨大(如青春期巨大纤维腺瘤)、生长迅速或者怀疑为其他肿瘤(如叶状肿瘤)的病灶,即使高度怀疑纤维腺瘤,也要考虑直接进行手术切除活检。

很多年轻女性会问:"需要在怀孕前切除乳腺纤维腺瘤吗?"这个问题存在争议,不同医生可能会给出不同的答案。我们在临床工作中也发现,乳腺纤维腺瘤在妊娠期明显增大或者出现恶变的病例比较少见,只有极少数患者肿瘤迅速发展到需要在妊娠期进行手术活检的程度。我们更倾向于不必因为备孕而预防性切除乳腺纤维腺瘤,只是在怀孕期间要更加密切地复查。如果有必要,妊娠期也是可以手术的。

　　手术是治疗乳腺纤维腺瘤最有效的方法。只要怀疑乳腺纤维腺瘤，在没有手术禁忌的前提下，都可以选择手术切除。患者对于肿瘤的焦虑，希望去除肿瘤的意愿，也是手术的指征之一。

　　目前应用最多的术式仍然是传统的开刀手术，即纤维腺瘤切除术。考虑到外观的问题，医生会综合分析肿瘤的大小、位置等因素，尽量选择美观、瘢痕不明显的切口，如乳晕切口就是最常用的所谓"美容切口"。

　　美观不是医生选择切口的唯一理由，手术毕竟是一种创伤性操作。切口选择首先要保证能够完整切除肿瘤的同时减少副损伤；对于年轻患者，还要考虑到保护乳房哺乳功能，尽量减少对正常腺体及导管的破坏，最后才会考虑到美观问题。

　　手术尽量选择局部麻醉，逐层切开皮肤及皮下组织，然后直视下完整切除肿瘤，切除过程要尽量避免对周围组织的损伤，能够完整剥离纤维腺瘤是最完美的。

　　对于不可触及的乳腺纤维腺瘤，医生还会在术前进行影像学引导定位。常用的方法是：手术前在超声引导下，经皮肤穿刺置入一根金属定位针，定位针前端穿过肿瘤或者置于肿瘤周围。手术中，医生沿着定位针的指示找到并完整切除目标肿瘤。这种定位活检技术甚至可以帮助我们对小于 5mm 的微小病灶进行切除活检。影像学定位不只用于纤维腺瘤的切除，也可以广泛应用于其他不可触及乳腺病灶的手术切除活检，能够帮助医

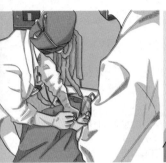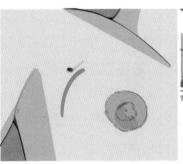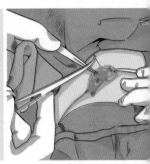

图 30　超声定位乳腺肿物切除活检

生找到非常早期的乳腺恶性病灶。

　　前文介绍的真空辅助活检（VAB）手术，本身是一种粗针穿刺活检技术，目前也被应用于纤维腺瘤以及其他乳腺良性病变的切除。这种术式被称作"微创旋切术"。在超声／钼靶等影像学引导下，通过大约 0.5cm 的切口，对病灶组织进行旋切，一条一条把肿物切除并通过针筒将病灶移出体外。VAB 手术切口比开放手术小得多，不需缝合，非常美观。医生对 VAB 手术的理解，虽然名为"微创手术"，主要在于切口微创，对于乳腺内部的损伤是类似于开放手术的；由于针筒内负压，会将一部分病灶周围正常组织吸入一并切除，可能较直视下肿瘤剥除手术的损伤范围稍大。与 VAB 手术相比，开刀手术切口较大；由于纤维腺瘤通常边界非常清楚，在肉眼直视下很容易判断肿物边缘，基本不存在乳腺肿瘤残留的问题；怀疑肿瘤为恶性时，还可以直接扩大切除肿瘤并留取切缘进行病理检查，为保乳手术做好准备。我们在门诊中也会遇到 VAB 手术切除病灶后确诊乳腺癌的患者，这些患者在做二次开放手术时，对病灶范围和切缘的判断，均不如第一次手术时清晰。

> 我们认为，乳腺科医生应该理性看待 VAB 手术的利弊，只有选择合适的良性病变进行微创旋切，才能同时获得安全和美观的效果，对于可疑恶性病变，应尽量选择开放的切除手术。患者也不能因为切口小就盲目要求实施 VAB 病灶切除手术。

纤维腺瘤切除术后，仍有可能复发，需要定期随访复查。

第四节

叶状肿瘤？纤维腺瘤？傻傻分不清楚

"医生，我的超声检查说结节是分叶状的，这是叶状肿瘤吗？"

"医生，叶状肿瘤是良性的还是恶性的？"

"医生，我上次手术的叶状肿瘤是良性的，这次的肿瘤能不能观察一段时间再手术？"

……

临床上，有一种相对少见的肿瘤——叶状肿瘤，它与纤维腺瘤很难区分。这是一种需要重视而且要特殊对待的肿瘤。

叶状肿瘤和纤维腺瘤如同兄弟，都是纤维上皮性的肿瘤，临床上也都表现为乳房内边界清晰的、孤立的、无痛性的、活动度良好的实性结节。但是，纤维腺瘤是良性病变，而叶状肿瘤则有一部分是恶性的，会出现侵犯性生长或者远处转移，甚至危及生命。叶状肿瘤有三种类型：良性、交界性、恶性。纤维腺瘤大多生长非常缓慢，而叶状肿瘤经常在短期内迅速增大，甚至肿块在数月内就可占据整个乳房。

虽然叫作叶状肿瘤，但很多叶状肿瘤并不是分叶状的。肿瘤形态是否为分叶状并不是诊断叶状肿瘤的标准。很多患者在超声检查报告中看到分叶状的结节，就会怀疑自己是不是患有叶状肿瘤。其实，分叶状只是对结节形态的描述，而不是特指叶状肿瘤。诊断叶状肿瘤的金标准是病理检查，无论肿瘤是圆形的还是分叶状的。

对于形态类似于纤维腺瘤的乳腺结节，尤其是短期内迅速增大或者超声发现血供丰富的结节，医生都会考虑到叶状肿瘤的可能。此时，应该尽早手术，完整切除病灶做病理检查，不仅能明确是否为叶状肿瘤，同时也能确定其良恶性。

手术是治疗叶状肿瘤最有效的手段。对于良性叶状肿瘤，手术要保证至少完整切除肿瘤。对于恶性叶状肿瘤，目前指南建议扩大切除肿瘤达到 1cm 以上，并且切缘阴性（无肿瘤组织）。

叶状肿瘤还有一个"讨厌"的特点：无论良性还是恶性，都非常容易复发。多次复发的良性叶状肿瘤也容易出现恶变，这就是医生经常说的"切着切着就变成了恶性的"。因此，即使扩大切除叶状肿瘤后也要密切复查，一旦发现可疑复发，不论大小，都应该及早再次手术。对于多次复发或者首次诊断即为恶性的巨大叶状肿瘤，要考虑进行患侧乳房全切。

我们曾经多次接诊叶状肿瘤反复复发，甚至脑转移的患者，有一部分患者可能是未及时扩大切除病灶导致的。所以，一旦怀疑乳腺叶状肿瘤，尽早"动手"，绝不姑息。

导管内乳头状瘤，溢液的 "元凶"

"医生，我的乳头出血了，超声报告是囊实性病变，这是什么原因？"

"医生，导管内乳头状瘤会恶变吗？"

……

顾名思义，导管内乳头状瘤是生长在乳腺导管内的一种良性肿瘤。乳腺内的导管系统形同大树的根系，从乳头内的大导管逐渐向深部及四周分支变细。导管内乳头状瘤可以发生于这个"根系"的任何位置，可以单发，也可以多发。

发生在不同部位的导管内乳头状瘤引起的症状有所区别。肿瘤发生于乳头乳晕区附近的大导管时，最容易出现乳头溢液的症状，单侧、单孔、血性、棕褐色、黄色、浆液性的乳头溢液最常见；发生于周围细小分支导管内的乳头状瘤，由于远离

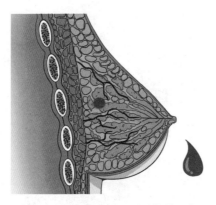

图 31　乳头血性溢液及乳腺结节示意图

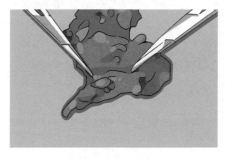

图 32　导管内病变

乳头而不容易出现溢液，多数仅表现为不可触及的微小乳腺结节，仅能从超声检查中看到导管扩张或者囊实性的病灶。导管内乳头状瘤藏匿于扩张的导管内，早期时瘤体很小，无法触及，甚至超声、钼靶等检查也难以发现异常，所以乳头溢液经常成为首发而且唯一的症状。在超声检查中导管内乳头状瘤的典型表现是扩张的导管内可见低回声实性肿物，并且经常可以在实性部分看到血流，肿物不随体位改变而改变，这些特点可以用来与导管内沉积物鉴别。

导管内乳头状瘤虽然是良性肿瘤，但是有一定恶变率，仅靠溢液症状无法区分良恶性。只要怀疑乳房内病变不除外导管内乳头状瘤时，都应该手术完整切除肿瘤做病理检查，以确定是否已恶变为导管内乳头状癌。

临床工作中，有三种情况应该积极手术。

1. 特征性的乳头溢液

很多患者质疑："为什么超声、钼靶、核磁都没有异常，也没有触及肿物，就需要手术呢？"因为血性、黄色浆液性溢液也许是肿瘤的唯一症状，仅仅这个症状就有充分理由进行手术活检了，而且溢液症状能够准确标识病变的导管。针对乳头溢液施行病变导管及相应腺叶切除术，能够发现很多早期的导管内癌，是最成功的早期诊断性手术方案之一。

2. 特征性的影像学表现

超声检查中见到实性部分有血供的囊实性肿物，扩张的导管内出现低回声结节，钼靶摄片中见到沿导管走行的微钙化灶，都提示导管内乳头状病变可能。我们注意到，因为病灶微小、医生认识不足等原因，很多不可触及的可疑导管内病变没能及时活检，可能会漏掉一些早期恶性病变。医生利用超声或者钼靶定位对微小病灶进行切除活检，大大提高了早期诊断率。

3. 粗针穿刺活检为导管内乳头状瘤

由于导管内病变往往体积较小，穿刺活检容易出现穿刺不到肿瘤的假阴性结果，因此医生不建议对这一类病灶进行粗针穿刺活检。但是，在临床工作中依然可以看到穿刺活检病理结果为导管内乳头状瘤的报告。面对这样的病理报告，医生一定要考虑到是否存在低估肿瘤的可能。因为导管内乳头状瘤有可能只有很微小的部分出现恶变而其余部位仍处于良性的状态，穿刺活检取材可能恰恰漏掉了这些恶变部位。如果医生根据穿刺病理报告是良性的导管内乳头状瘤而不进行进一步手术，则可能导致患者错过早期施行根治性手术的机会。因此，我们建议：**粗针穿刺活检为导管内乳头状瘤时，应该开刀手术，完整切除肿瘤再次做病理检查以彻底除外恶变。**

导管内乳头状瘤常常是多发的，而且容易复发。术后应该更加重视定期复查，随访间隔通常不应该超过 6 个月。导管内乳头状瘤可能会恶变为导管内乳头状癌，这是最早期的乳腺癌、对生命威胁非常小，此时开始治疗预后非常好。

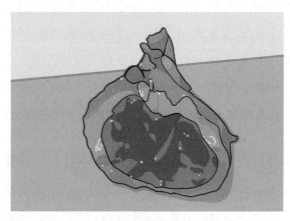

图 33　导管内病变

第六章

全面动员，战胜乳腺癌

乳腺癌，是最常见的恶性肿瘤，占据我国女性恶性肿瘤发病谱首位。

乳腺癌，也是乳腺科医生永远绕不开的话题，是我们每日工作的重心。几乎所有乳腺疾病的就诊者都会问一句："医生，我的病会导致乳腺癌吗？我这个病是乳腺癌吗？"

第一节

何为乳腺癌？为什么会
患乳腺癌

"医生，乳腺癌是恶性肿瘤吗？这个病致命吗？"

"医生，就是因为我总是生气，才会得乳腺癌的吧？"

……

乳腺癌是一种原发于乳腺的恶性肿瘤。人体内的正常细胞如何生长、何时死亡都是有规律的，不会无限制地生长。这个过程受到基因、体内环境等因素的调控。但是，在特殊的情况下，乳腺内一些来源于乳腺导管或小叶上皮组织的细胞，失去正常的生长和死亡规律，出现不受机体控制的生长过程，这些细胞最终进展成为乳腺癌细胞，而乳腺癌细胞"疯狂地生长"，最终威胁到患者生命。

每一位乳腺癌患者都会给自己找一个患癌的理由："太过劳

累？""情绪紧张？""父母遗传？"……只有医生无法回答为什么会患乳腺癌。

到目前为止，科学家对乳腺癌的发病原因和机制也没有彻底搞清楚。比较普遍的观点认为，乳腺癌是内因和外因共同作用于人体的结果。所谓内因，就是指患者的个人因素，如特定的基因突变、体内雌激素水平、个人机体免疫力，甚至饮食和生活习惯等。而外因是指我们所处的环境，如经常接触某类化学致癌物、放射线等。这些因素，有些是不可改变的，如继承于父母的基因；有些是可以改变的，如更健康的生活方式和外周环境。作为临床医生，我们无法确定是某一个决定性因素还是多个因素导致了乳腺癌的发生。

我们虽然无法改变患乳腺癌的残酷现实，但是依旧可以通过积极、规范和有针对性的治疗，减少甚至完全消除乳腺癌对正常生活的不良影响及对生命的威胁。

第二节

打败乳腺癌的最强手段
——早诊早治

> "医生，我诊断乳腺癌了，还能活几年？我不想治疗了！"
>
> "医生，怎样才能早期发现乳腺癌？"
>
> "医生，我的乳腺癌能够治愈吗？"
>
> ……

有人悲观地认为"得了乳腺癌是治不好的"，这种错误的认识导致很多乳腺癌患者彻底"投降"，放弃治疗，很多悲伤的故事历历在目。

事实上，乳腺癌是治疗效果最好的恶性肿瘤之一。很多患者可以完全恢复健康，回归到正常生活，达到正常的寿命。但这样理想的治疗效果，有一个前提：早诊早治！越早期诊断并且开始规范治疗，患者的预后越好；如果很晚才去诊断，即使是低度恶性的乳腺癌，治疗效果也会变差。可见，诊断和治疗的时机是患者获得生存机会的关键。

我们强烈建议：所有女性要关注自己的乳房，关注乳腺健康知识，至少不要讳疾忌医。不要因为没有症状就置之不理，不要因为工作繁忙就得过且过，不要因为心存恐惧就逃避诊疗。早诊早治，是提高乳腺癌患者预后最有效的方法。

如何实现早诊早治呢？

积极参加乳腺癌筛查。这是最好的早诊方法。近些年来，国家在很多城市及乡村开展"两癌（宫颈癌和乳腺癌）筛查"试点工作，很多女性也主动定期到医院或者体检机构进行乳腺检查，这使得乳腺癌早诊率逐渐提高。这种筛查的好处非常明显。参与主动筛查和体检的女性，绝大部分是还没有出现症状，甚至只有超声、钼靶等影像学检查异常，如果此时诊断乳腺癌，大多数是早期乳腺癌；即使为良性病变或者癌前病变，也依然能够引起患者足够重视，督促患者及早诊治，避免病变进一步发展。

自检。当我们告诉患者"您患有乳腺癌"的时候，很多女性都是一脸茫然，很难接受。"我没有感觉哪里不舒服呀？不痛不痒的……"大多数的乳腺癌就是不痛不痒的，似乎没有任何的不适。那么是否我们自己就无法早期发现乳腺癌呢？其实，绝大多数乳腺癌还是有表现的，只不过有些表现比较隐蔽，不容易发现。

自我检查，经常能够发现这些潜在的威胁。

①**无痛性乳房肿物**。这是乳腺癌最典型的表现，也是大多数乳腺癌的主要表现。大家需要记住一句话："最狠辣的刺客都是不出声的。"乳腺癌如同一个危险的刺客，在默默侵害着乳房的健康。即使乳腺癌体积和范围已经很大了，可能依然没有出现足够引起女性注意的疼痛症状。

所以，一旦发现乳腺肿物，无论是否疼痛，都需要足够重视。每位女性朋友都应该对自己的乳房很了解，如果在洗澡时或者无意中在乳房上摸到了一个肿块，或者发现某一块乳腺组织增厚，或者发现某个部位相较周围组织变硬，只要是和自己平时熟悉的乳房触感和外观有任何的不同之处，都建议就诊。

②**乳头血性溢液**。乳头血性溢液并不是乳腺癌的最典型症状，但经常是最早期乳腺癌的唯一症状。大多数乳腺癌起源于乳腺导管上皮，当肿瘤侵犯导管或者肿瘤处于导管内时就会出现乳头溢液，最常见的为血性及黄色浆液性溢液。很多早期乳腺癌，尤其是导管内癌，往往还没有形成明确的肿块或者这种肿块非常微小，就已经出现乳头血性溢液的症状了。

③**乳腺影像报告及数据系统**（breast imaging reporting and data system，BI-RADS）**分级**。前文介绍过，超声、钼靶和核磁检查是乳腺疾病最常用的影像学检查，能够将乳腺病变的形态以图片的形式展现在医生眼前。有经验的乳腺科医生可以根据图片上"看起来不太舒服"的病灶形态发现很早期的乳腺癌。

现在的影像学报告都比较标准，患者自己也可以根据这些影像学报告进行初步判断。我们都能够在影像学报告中看到乳腺BI-RADS分级。这个分级系统是对影像学诊断结果进行记录及分析，其目的是对乳腺影像检查的操作、肿块描述、报告等内容加以规范，降低乳腺影像解读中出现的误差和混淆。一份规范的乳腺超声、钼靶、核磁检查报告，都应该包括BI-RADS分级（分类）。下面的表格简单描述了BI-RADS分级的临床含义。

表1　乳腺BI-RADS分级

影像学评价	BI-RADS分级	评价
未完成	0	需要进一步影像学评估，和/或与既往检查比较
完成	1	阴性（未见异常）
	2	良性发现
	3	可能良性（恶性可能性≤2%）
	4	可能恶性（2%<恶性可能性<95%）
	5	高度怀疑恶性（恶性可能性≥95%）
	6	穿刺活检证实恶性

从上面的表格可以看出，从BI-RADS 3类开始，逐渐出现了恶性病变的可能性，随着分级越高，恶性可能性越高。需要特别注意：处于表格中间的BI-RADS 4类是指恶性可能性

为 2%～95%，范围很广。细分之下，BI-RADS 4a 恶性可能性为 2%～10%，BI-RADS 4b 恶性可能性为 10%～50%，BI-RADS 4c 恶性可能性为 50%～95%。绝大多数达到 BI-RADS 4 类的患者需要做活检以明确是否为恶性病变。

对于医生来说，如果仅仅根据影像学检查报告，最难决定下一步处理的是 BI-RADS 3 类和 4 类的患者，由于不同的超声医生对病灶的分类可能存在差异，而这种微小的高估或者低估有可能引起患者不必要的焦虑或者漏诊，甚至直接决定是否手术，所以，一旦您的检查报告出现 BI-RADS 3 类或者 4 类，强烈建议您到医院请有经验的乳腺科医生帮助判断是否需要活检。因为 BI-RADS 3 类有可能需要手术；4 类也有可能不需要手术。这需要临床医生帮助您决定。

第三节

确诊乳腺癌
——早期还是晚期

　　根据病史、体检及影像学检查，绝大多数病灶在乳腺科医生眼里已经无处遁形，但是就此诊断乳腺癌还不够。任何乳腺癌的诊断都是需要做病理检查才能 100% 确诊，请记住，即使是临床高度怀疑的乳腺癌也只有病理切片看到癌细胞才能真正诊断为乳腺癌。只有极少数不能做活检的患者可以做临床诊断。前文介绍过乳腺病灶的活检方法，最常用的是穿刺活检和手术切除活检。

　　完整的乳腺癌诊断，不只包括"乳腺癌"这三个字，还至少要包括 TNM 分期和分子分型。如同准确定义一个人，不只要说出他的名字，还要描述他的种族、性别等特征性信息。TNM是英文的缩写：T 代表肿瘤大小，N 代表腋窝淋巴结转移情况，M 是指是否存在远处转移。TNM 分期根据临床和病理指标将乳腺癌分成：0 期、Ⅰ 期、Ⅱ 期、Ⅲ 期、Ⅳ 期。分子分型与 TNM分期不同，是根据不同乳腺癌最本质上的特征进行区分，分为

Luminal A 型、Luminal B 型、HER2 过表达型、三阴性型乳腺癌。您可以把分型理解为类似把人类分成黄种人、白种人等，是不同人类在基因层面的根本区别。乳腺癌不同的分期和分型，能够选择的治疗和预后也不同。每个患者都是单独的个体，她们的肿瘤都不尽相同，细化的分型和分期有助于临床医生为不同患者精准地制订个体化的治疗方案。

"我是早期的？还是晚期的？"这才是乳腺癌患者最关心的问题，她们朴素地认为早期就是能活下去，晚期就是没治了。医生理解的早晚期和患者理解的早晚期是有一定区别的。临床工作中，我们习惯将 TNM 分期中的 0 期、Ⅰ 期、Ⅱ 期的患者统称为早期患者，将 Ⅲ 期、Ⅳ 期患者统称为晚期患者。但是这种早期和晚期的区别，不能绝对代表某一位患者要选择哪些治疗，也不能作为判断患者能活多久的唯一依据。早期患者也可能需要放化疗；晚期患者也可能快乐地活到老！

第四节

乳腺癌的治疗
——我们有个"武器库"

　　我们在工作中常常会这样告诉患者："您不用学会如何分期和分型，这是拿给医生看的。无论早期还是晚期，您只需要积极治疗，都有希望！"可以说，乳腺癌是治疗效果最好的癌症之一。大部分患者通过规范的治疗可以获得可喜的生存期和生活质量。

　　上面的话并非虚幻的安慰。医学工作者对乳腺癌进行了大量科学研究及治疗探索，从而获得了大量可靠的证据和经验。这些证据告诉我们：手术、化疗、放疗、内分泌治疗、靶向治疗等都能够帮助患者延长生命甚至完全治愈乳腺癌，这些治疗方法不断扩充我们用以对付乳腺癌的"武器库"。我们会根据需要选出最佳的方案。有时只用一把刀，有时要用"导弹"摧毁"敌人"。

1. 手术，是消灭乳腺癌"最锋利的刀"

　　对于绝大多数乳腺癌患者来说，手术是有效而且必要的基础治疗步骤。

　　"医生，我能不做手术吗？"所有人对手术都有着天然的恐惧感，听到"手术"两个字时，都会犹豫、胆怯。而且，即使微小的手术也很可能会影响乳房的美感，"刀疤"毕竟是丑陋的。

　　恐惧有时候使患者忽略乳腺癌对生命的威胁。这时，我们会认真地问："你最害怕的是手术还是乳腺癌呢？"

　　无论医生还是患者，其实最关心的还是如何治愈，如何安全地活下去。手术的目的是去除癌症，去除乳房里威胁生命的那颗"炸弹"。这个"破拆"过程会带来一定创伤，但乳腺是体表器官，手术的创伤位于体表，很少涉及心肺等重要脏器，所以乳腺疾病的手术大都是相对比较安全的中低危手术。而且，医生们在保证手术效果的情况下，也在不断改进各种术式，争取减少损害且尽可能改善手术后的美学效果。

　　下面介绍几种目前最常应用于乳腺癌的手术方式。

　　"乳腺癌手术为什么还要涉及腋窝？"在介绍乳腺癌手术之前，需要说明乳腺癌和同侧腋窝的关系。乳腺癌细胞会通过淋巴液经淋巴管转移到别处，而这些淋巴管最主要引流至腋窝淋巴结，乳腺癌局部转移的主要部位也就在同侧腋窝淋巴结。所以，乳腺癌的手术通常都包含乳腺手术及腋窝手术两部分。

　　我们根据切除范围进行划分，乳腺手术包括：患侧乳腺全切，乳腺癌局部扩大切除；腋窝手术包括：腋窝淋巴结清扫术，前哨淋巴结切除活检术。乳腺癌的所有术式都是将乳腺和腋窝手术进行组合实施。

（1）乳腺癌改良根治术（患侧乳房完整切除＋同侧腋窝淋巴结清扫）。

这是目前切除范围最大而且最常用的乳腺癌术式，也是最经典的乳腺癌根治手术。

这种术式需要完整切除患侧乳房并对同侧腋窝淋巴结进行清扫。乳房切除时，为了保证术后皮肤的平整，一般会选择包括患侧乳头乳晕的梭形切口，这个切口可以同时进行腋窝淋巴结清扫。我们的经验是横行切口更美观一些，但是需要根据肿瘤位置选择最终切口走行。术中沿皮下组织层完整切除位于胸肌表面的全部乳腺组织。所谓腋窝淋巴结清扫，是指切除腋窝标准范围（腋三角）内所有淋巴、脂肪组织。

改良根治术曾经是近代最标准的乳腺癌根治手术，已经经过了多年的临床效果验证，是一种疗效确实的术式，也是大多数患者可以选择的手术方式。但是，这种术式的切除范围较大，局部损伤也较大，术后胸部外形欠佳。术中进行腋窝淋巴结清扫，也可能会带来一些并发症，如患侧腋窝神经损伤、患侧上肢淋巴水肿等。这是术式本身的缺陷，很难完全避免。

（2）乳腺单纯切除＋前哨淋巴结切除活检术（保腋窝）。

随着检查手段不断丰富，医生可以在手术前更加准确地判断患者是否存在淋巴结转移可能。通过多项针对乳腺癌患者手术的回顾性研究，发现很多患者被清扫的腋窝淋巴结组织中并未发现转移癌，同时也发现其中一部分患者即使不做腋窝淋巴结清扫也能获得较低复发转移率和长期生存。于是，前哨淋巴结切除活检术应运而生。

乳腺前哨淋巴结是指乳腺癌转移的第一站淋巴结，多数位于患侧腋窝，数量不等。具体做法是：在乳腺癌的手术前，于乳房腺体中注入示踪剂，一般注射于乳晕区或者肿瘤周围，这些示踪剂就会沿着乳腺内的淋巴管"流向"并在一定时间内"驻扎"于第一站淋巴结，即前哨淋巴结。手术中，利用示踪技术沿着淋巴管找到患侧腋窝染色、显影或者触诊到异常的前哨淋巴结。对这些前哨淋巴结进行病理检查，若病理检查提示没有转移，则不再施行腋窝淋巴结清扫术；若病理检查发现前哨淋巴结有转移，则考虑继续施行腋窝淋巴结清扫术。这使那些没有检测到前哨淋巴结转移的患者避免了大范围的腋窝清扫，从而显著减少了腋窝清扫所造成的神经损伤、积液及患侧上肢运动感觉障碍等并发症的发生。

有的患者会问："前哨淋巴结没有转移就代表所有腋窝淋巴结都没有转移吗？"不是的！研究中发现，有一些乳腺癌患者切除的前哨淋巴结虽然没有转移，但是实际上未被切除的腋窝淋巴结已经出现了转移。这种前哨淋巴结"假阴性"的发生是需要外科医生极力避免的。目前，通过提高前哨淋巴结活检数目、联合示踪剂及提高病理检查技术等方法，可以使前哨淋巴结的假阴性率降低至5%以下。虽然目前依然不能通过前哨淋巴结活检100%排除腋窝淋巴结转移，但是，大多数学者认可

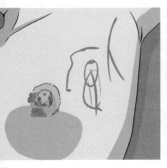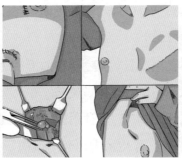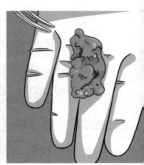

图 34　前哨淋巴结活检

乳腺癌前哨淋巴结活检（SLNB）能够准确地评价腋窝淋巴结的状态。对于术前临床检查没有发现腋窝淋巴结转移的患者，SLNB 能够安全有效地替代腋窝淋巴结清扫术（ALND），可以作为乳腺癌腋窝淋巴结分期的首选手术方法。

现在，前哨淋巴结活检手术已经广泛应用于临床，帮助很多早期乳腺癌患者避免了腋窝淋巴结清扫之苦，从而保住了腋窝，减少了很多近远期并发症。

乳腺单纯切除＋前哨淋巴结切除活检术可以同样选择乳房梭形切口，也有的医生做前哨淋巴结活检时，会选择在腋窝或者前哨淋巴结位置单独取切口，总的治疗效果是没有差别的。

（3）乳腺癌局部扩大切除（保乳术）+ 前哨淋巴结活检（保腋窝）/ 腋窝淋巴结清扫术。

这种术式有可能同时实现保乳和保腋窝。

术中需要对肿瘤组织进行完整切除并扩大切除肿瘤周围一

部分正常组织，因此称为乳腺癌局部扩大切除术。扩大切除后要对肿瘤切缘进行病理检查。如果肿瘤各个切缘都没有肿瘤组织了，说明肿瘤已被完整切除，就可以不再进一步切除剩余的乳腺组织，也就保留了大部分乳房组织，即所谓"保乳"。如果病理检查提示某个切缘仍有肿瘤，可以选择进行乳腺全切，也可以对这个方向的瘤周组织再次扩大切除，再对切缘进行病理检查。如果切缘反复阳性，则提示肿瘤范围广泛，不适合保乳，就只能进行患侧乳房全切了。

对于浸润性乳腺癌的患者，保乳同时也要对腋窝淋巴结进行手术评估。在临床检查未发现腋窝淋巴结转移的情况下，可以选择进行前哨淋巴结活检术。如果前哨淋巴结活检有转移，则继续对腋窝淋巴结进行清扫；如果前哨淋巴结阴性，则可以避免腋窝淋巴结清扫术。甚至对于只有 1～2 枚前哨淋巴结（SLN）转移的保乳患者，也可以有条件地（符合 Z0011 研究）不再进行腋窝淋巴结清扫。

乳腺癌局部扩大切除＋前哨淋巴结活检术，这就是乳腺科医生常说的"保乳＋保腋窝"术式。目前来看，在符合条件的情况下，这种术式是最理想的乳腺癌术式。保乳成功的手术损伤较小，更重要的是仅对肿瘤及周围小部分正常乳腺组织进行切除，从而保留了大部分正常的乳腺组织。术后患侧乳腺外形改变不大，对于体积较小的肿瘤，术后外观甚至没有明显改变，也就是最大限度地保留了乳房外形。

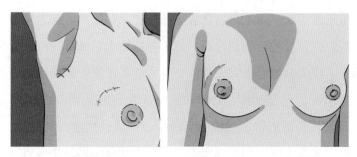

图35　乳腺癌局部扩大切除（保乳术）+ 腋窝淋巴结清扫术后外观

在实际工作中，我们发现，很多患者会有顾虑，觉得保乳术切除范围比全乳切除小很多，保留了很多乳腺组织，总觉得切除不够"彻底"，进而担心保乳手术会增加乳腺癌复发和转移的风险。但是，事实与想象并不符合。目前长期且大量的研究数据表明，保乳患者术后联合放疗，其总生存率和施行改良根治术（也就是全乳切除）的患者没有差别，可以有同样的生存获益，说明保乳 + 放疗和改良根治术的远期效果一致。所以，保乳手术也是一种安全有效的根治性手术。

无论年龄大小，绝大部分女性患者希望保留自己的乳房形态，那么，是不是所有患者都适合保乳手术呢？并不是！只有符合条件的患者才能安全地实施保乳手术。这里的安全，不只是指手术安全，还包括乳腺癌患者的生存期这样的长期安全。

对于什么样的患者适合做保乳手术，我们也在不停探索，不同的医生对这一术式的理解也有区别。

目前比较一致的看法是：首先患者要有保留乳房的意愿，

乳房全切也有自身优势，对于不愿保乳的患者，医生不应诱导患者保乳；保乳的目的是在完整切除肿瘤的情况下，尽量保留乳房组织和外形，所以，最基本的保乳前提就是必须保证肿瘤被彻底切除，切缘没有肿瘤，如果切缘阳性（可见肿瘤）时不应该强行进行保乳的。

一般情况下，肿瘤体积较小的患者保乳成功率更高。

还有一种情况，肿瘤距离乳头较近，或者肿瘤就位于乳晕区，这种情况下，保乳时就很有可能需要切除乳头乳晕，我们称这种手术为"中心象限切除保乳"的手术，这会明确造成乳房外观、形态和对称性的改变，背离保乳的初衷。当然，对于可以通过中心象限切除进行保乳的患者，如果保乳意愿非常强烈，我们也可以通过整形手术尽量改善外观，但是目前的技术还很难实现完全对称。

可惜的是，虽然绝大部分女性有强烈的意愿保留乳房，但是，我们依然不建议对特定的患者实施保乳手术。哪些患者不

重点提示

这里所说的是肿瘤体积小，并不是指肿瘤的恶性程度低，即使是导管内癌这种低度恶性肿瘤，如果范围较大，仍不推荐进行保乳操作。

适合保乳手术呢？

肿瘤过大的患者。这个"过大"的概念是相对患者本身的乳房体积而言。如果患者本身乳房体积很大，即使肿瘤直径超过 5cm，依然有保乳的希望，但如果患者本身乳房体积就很小，直径 3cm 的肿瘤可能也不适合保乳。

大多数乳腺癌是单发的，也就是一个肿瘤，但是，也有可能出现一个乳房内有多个乳腺癌灶的情况，医生将之称为"多中心病灶"，如果这些肿瘤病灶分布在乳腺的不同方向或者不在同一象限内，也不适合保乳。

还有一种情况，患者的乳腺癌并不是一个孤立的肿块，而是呈片状弥散分布，这种情况大多可以在术前的超声或者钼靶检查中被发现，**这种弥散分布的乳腺癌也是不适合保乳的。**

此外，保乳手术 + 放疗才能达到和全乳切除同样的生存状况，才是安全的治疗方案，因此，**那些不能做放疗的患者是不应该实行保乳手术的。**如乳腺区域已经进行过放疗、有胶原血管性疾病等放疗禁忌证的患者就同时成为了保乳手术的禁忌证患者。

还有一种特殊类型的乳腺癌——妊娠期乳腺癌，也需要经过慎重评估才能确定是否可以选择保乳手术，虽然这部分患者往往是比较年轻的患者，但是放疗对胎儿有明确的致畸风险，所以，**哺乳期乳腺癌的女性患者要根据妊娠不同时期的具体情况谨慎评估保乳手术的风险。**

保乳手术的切口选择要根据肿瘤位置、大小、美学要求、患者需求甚至医生经验和技术等因素综合考虑后决定。总的原则是：首先要保证肿瘤切除的范围达到要求，还要兼顾美观及乳房功能的保护。对于技术出众的乳腺外科医生，甚至可以通过乳晕旁、腋窝等较为隐蔽的切口完成大部分保乳手术。

（4）全乳切除术后乳房重建术。

"被迫"切除乳房是很多女性患者难以接受的创伤。虽然为了"活命"而不得已为之，但是手术造成的乳房缺失或形态变化对患者的生理功能和生命质量都会产生不利影响。还好有整形外科技术，能够为患者再造一个"新的乳房"。

对于无法保乳的患者而言，乳房重建手术帮助其改善术后的躯体形象、减轻心理创伤及提高生活质量，患者有时称之为"重获新生"！

乳房重建手术经历了从皮肤—脂肪移植到假体植入及各种皮瓣转移的发展过程。目前主流的重建方式，根据重建所用材料不同，可以分为：假体植入重建、自体组织重建、假体和自体组织联合重建；根据重建时机可以分为：即刻重建（Ⅰ期重建）和延迟重建（Ⅱ期重建），均可以应用假体或自体组织重建技术。

乳房切除术＋Ⅰ期再造术，就是在切除乳房的同时，立即应用自体组织或者假体，填充到组织缺损的部位，再造出一个新的乳房。术中尽量保留乳房皮肤或者乳头乳晕，所以切口选择是多种多样的，包括乳房下皱襞切口、乳晕旁切口等。对外形要求高且无法同时实施保乳的患者，都可以选择这类手术。需要说明的是，并不是所有人都适合做重建手术。"拆楼容易，盖楼难"，重建手术带来的损伤要比单纯乳房切除术高，手术时间延长，术后还有可能出现皮瓣坏死、感染、假体包膜挛缩等并发症，这就是我们常说的"美丽的代价"。

近年来，乳腺外科和整形外科一直在不断探索损伤小、恢复快、外形好的乳房重建术式。"重获美丽"是所有乳腺癌患者的权利，所有乳房切除的患者都可以和自己的主治医生讨论术后重建的问题。需要重点提醒的是，**无论是否重建以及实施哪种重建术式，我们都应该首先保证乳腺肿瘤得到及时、有效、规范的治疗。不能为了美丽过度延迟或者舍弃某些针对乳腺癌的治疗。**

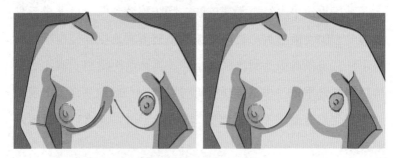

图 36　左乳切除 +I 期扩张期植入 +II 期假体植入术后

（5）乳腺癌局部扩大切除术。

这是一种姑息性的手术方式。仅切除肿瘤及周围一部分正常组织，不再施行乳房全切及腋窝淋巴结活检或者腋窝清扫的手术。这是针对某些特定的乳腺肿瘤类型或者肿瘤患者实施的手术，如有严重基础疾病的无法耐受大范围切除手术的患者，或者一部分老年患者。这种术式虽然不是严格意义上的根治性手术，但是大部分患者可以在局部麻醉下实施手术，麻醉及手术创伤的风险小，而且能够实现减轻患者体内肿瘤负荷、改善生活质量甚至延长生存的目的。

（6）谁来选择手术方式？

"医生，您说怎么做就怎么做吧，反正我也不懂……"

乳腺癌患者是否手术以及做哪种手术，都是医生决定的吗？当然不是。

手术方式的选择需要患者和医生共同参与决定。

每种术式都有相应的手术指征，每种术式都有适合的患者人群。必须符合这些要求的患者才会进行手术，这是乳腺癌治疗中必须要遵循的原则。如不应该为有保乳禁忌的患者实施保乳手术。

所有手术都会为患者带来创伤。患者也需要明白，这种创伤会带来相应的风险及并发症，也会遭受痛苦。患者需要在手术前和医生充分交流，明确这种创伤可能会带来怎样的获益以及需要付出的代价。不同患者对手术的预期不一样，医生会在术前充分掌握患者的个体需求，向患者说明手术的实际效果，不能随意"画饼"，误导患者选择。

同样的乳腺癌患者，由于患者自身需求不同和对手术的理解不同，可能选择的术式完全不同，在不违背治疗原则的前提下，医生应该尽量满足患者要求。如对于适合保乳的患者，既不能"诱导"患者保乳，也不能随意"拒绝"合理的保乳要求。对于健康知识相对匮乏或者处于恐慌、应激状态的患者，可能出现拒绝手术的情况，医生应该充分理解这种看似"错误"的选择，需要给患者更多时间和机会重新选择，并为她们制订备选方案。

"你知，我知；你情，我愿"或许是术前交流的最高境界。

2. 化疗——那些痛苦，值得吗？

所谓化疗，就是应用化学药物对患者进行治疗。乳腺癌的化疗是一种全身治疗，通过静脉输液或者口服的方式给药，使药物通过血液到达全身各处，对肿瘤产生抑制及杀伤作用。各项研究和临床实践已经充分证明了化疗对于延长乳腺癌患者生命具有明确的效果。

有的患者会问："手术已经切除了肿瘤，为什么还需要化疗？"

在确诊乳腺癌之前，癌细胞已经在体内生长了很长时间。有些癌细胞早已脱离"原位"，沿着淋巴管或者血液系统"跑"到了身体的其他部位，伺机而动。医生用手术"简单粗暴"地消灭了乳房上最大的癌灶，但是手术无法完全杀灭潜藏起来的癌细胞。化疗的目的，就是再次扫荡那些手术没有去除掉的肿瘤细胞，预防癌症"东山再起"。

人体内的正常细胞都以一定的规律分裂、增殖及凋亡，而乳腺癌细胞脱离了正常的周期，失去控制地分裂和增殖。化疗药物可以影响肿瘤细胞的增殖，使肿瘤生长受到抑制。不同类型的化疗药物，通过不同的方式，对肿瘤细胞生命周期中的不同位点进行干扰，实现杀死肿瘤的目的。这也是需要联合用药的原因。

（1）**关于化疗，有以下几点需要明确：**

手术不能替代化疗。即使对于很大一部分已经做过手术的患者而言，化疗依旧能够明确减少肿瘤复发和转移，提高患者生存机会。

并不是所有乳腺癌都需要化疗。研究结果和临床实践告诉我们，有些乳腺癌患者不需要化疗就能获得很好的生存率；有些乳腺癌患者即使化疗也无法从中获益。鉴别哪些患者可以通过化疗减少复发、延长生存，是医生的重点工作。医生通过证据判断患者是否需要化疗，病理报告可以帮助医生筛选出一部分不需要化疗的患者（如导管内癌患者）；基因检测又可以剔除掉一部分患者（如低复发风险的患者）。患者的个人情况也是医生是否建议化疗的决定因素之一，如有严重的或者急性疾病的患者，化疗可能得不偿失。医生会综合评估面前的患者是否化疗以及用什么方案化疗。

化疗毒副作用很难避免，但是对绝大多数需要化疗的患者而言，"获益"大于"付出"。对癌细胞而言，化疗药物就是

"毒药"，但是在"毒杀"肿瘤的同时，也会有误伤，也会对身体的正常组织细胞造成杀伤（如化疗药物对肝功能的损害），这就是化疗不良反应的由来。大多数不良反应是短期的、可恢复的，患者能从化疗中获得的益处更多。

化疗方案是"标准的"，也是可以调整的。标准化疗方案是根据大量高质量的临床研究结果制订的，可以保证大多数患者从中获益。医生不会随意更改化疗方案。即使已经给予足够支持，依然有患者无法耐受化疗不良反应，或者出现肿瘤进展，此时，医生也会根据证据调整方案，"规范但是不失变通"。

肿瘤内的成分多种多样，同一位乳腺癌患者肿瘤内的癌细胞也有很多种，这就是医生常说的"肿瘤异质性"。一种化疗药物或者方案，有可能无法杀灭所有的肿瘤细胞，即使做了化疗，仍可能出现没有被药物杀死或者耐药的肿瘤细胞残留在体内，并且导致复发或者转移。联合应用化疗药物并且应用足够的周期，同时加用其他的针对性治疗（如内分泌治疗、靶向治疗等），是减少复发转移的有效手段。

（2）**乳腺癌常用的化疗药物：蒽环类、紫杉类等。这两类药物是目前应用最广泛的乳腺癌化疗药物，也是很多联合化疗方案的基础。**

表柔比星、多柔比星和吡柔比星。这三种药物同属于蒽环类药物，具有类似的抗肿瘤效果及不良反应。蒽环类药物是非常经典的药物，能够为许多患者带来生存获益。含有蒽环类药物的方案仍是目前乳腺癌化疗的标准治疗之一。

这一类药物的不良反应主要是骨髓抑制和心脏毒性。骨髓抑制的主要表现为粒细胞缺乏。严重的粒细胞缺乏可以导致发热及感染，是导致患者无法顺利完成化疗的重要原因之一。预防性使用粒细胞集落刺激因子（G-CSF）可以减少粒细胞缺乏的发生。蒽环类药物的心脏毒性发生率大约为5%，主要表现为胸闷、心悸、心电图异常、左心室射血分数（LVEF）下降，严重时可能出现致命性的心力衰竭。表柔比星、吡柔比星的心脏毒性要比多柔比星小。蒽环类药物的心脏毒性和药物剂量相关，随着药物累积剂量的增加，心脏毒性发生率也逐渐增加。用药期间，患者和医生都要密切关注心脏功能的变化，动态监测心脏功能，对于老年患者或者有心脏基础疾病的患者，要谨慎控制用药剂量及给药方式。

紫杉醇和多西紫杉醇都属于紫杉类药物，是目前乳腺癌化疗中最重要的药物之一。无论术后辅助化疗还是复发转移时的解救化疗，紫杉类药物都是最常用的化疗药物。紫杉醇是从太平洋紫杉的树皮中分离提取获得的，多西紫杉醇（多西他赛）是紫杉醇衍生物，以半合成方式生产。二者作用机制相同，从20世纪90年代就开始应用于乳腺癌的化疗。多年的临床实践已经充分证实了紫杉类药物的疗效。

紫杉醇、多西紫杉醇、白蛋白紫杉醇是目前应用最多的三种紫杉类药物，临床疗效类似。除了骨髓抑制、恶心呕吐、脱发等常见不良反应外，紫杉醇、多西紫杉醇最严重的不良反应是过敏反应，这种过敏反应有时会致命，所以应用这两种药物前都需要应用地塞米松等药物预防过敏。另外一种紫杉类药物的不良反应是周围神经病变。多数发生于化疗早期，主要为末梢神经、脑神经和自主神经的损害。主要表现为手指、足趾的对称性麻木或疼痛等症状，还可出现感觉减退、感觉异常，部分患者可合并出现肌肉痉挛、无力，肌痛甚至瘫痪。即使停药，这些症状仍可能继续恶化。这种损伤虽不致命但是对患者困扰很大，也是很多患者无法继续化疗的原因之一。虽然没有特效药物治疗这种毒副作用，但是医生可以通过调整用药方式、给予神经营养药物减轻症状。

除了蒽环类和紫杉类药物外，常用的乳腺癌化疗药物还有铂类药物、环磷酰胺、卡培他滨等，这些药物的作用机制不同，但都已被证明是非常有效的药物，常联合或者单独用于乳腺癌的化疗。

（3）化疗方案是怎么来的？

患者经常会问"这个化疗药太难受了，能不能换一个药？""8个周期化疗太漫长了，能不能少做几次？""病友的化疗方案为什么和我的不一样？"……

患者在乳腺癌术后的辅助化疗时，常发现并不是只应用单一药物去化疗，而是多个药物联合或者按照顺序序贯应用，用药间隔也不一样，有的两周一次化疗，有的三周一次。这是为什么呢？这就需要为您解释一下化疗方案从何而来。

在与乳腺癌的斗争中，医生发现某些化疗药物可以杀死癌细胞，从而延长一部分患者的生命。可是，有些患者单独使用某种药物效果不佳，于是医生尝试用不同的方式把这些药物组合起来，或者改变剂量、改变给药方式，从而提高药物疗效，这就形成了不同的化疗方案。通过长期的临床研究和总结，医生发现特定的方案对特定的患者更加有效，这就是临床指南形成的过程。

如果查阅各种指南，你会发现，针对不同情况，指南中列出了很多种方案。医生又是如何为患者选择的呢？实际工作中，这些方案都可以应用，医生通常会选择证据级别较高的推荐方案。在可选择的几种方案中，针对同样的病情，不同的医生可能选择不同方案，这与医生对方案的理解、经验有关，甚至与医生对某一方案应用的熟练程度、对不良反应处理的经验有关。方案选择也与患者具体情况有关，如身体状况、基础疾病、依从性甚至患者经济状况，都会导致医生为患者挑选不同的化疗方案。

可以说，目前的每一位患者的方案都是有大量研究证据支持的个体化方案。

（4）如何应对化疗不良反应？

不良反应，是患者惧怕甚至拒绝化疗的最大原因。尤其是影视剧中关于化疗患者"脱发、呕吐"等痛苦直观的表现，使得大部分女性"谈化疗色变"。其实，脱发及呕吐只是一过性的不良反应，很快能够恢复，也不是医生最关注的化疗不良反应。一些严重的可能造成严重不良后果的化疗反应更值得重视，更应该积极应对。

骨髓抑制，是医生最关注的不良反应。目前乳腺癌所用的以紫杉醇和蒽环类为主的静脉化疗方案，基本都会导致患者出现不同程度的骨髓抑制。主要表现为血液中粒细胞水平降低，有些患者同时出现血红蛋白及血小板降低。粒细胞是人体抵抗细菌感染的主力军。粒细胞缺乏时，患者抵抗力下降，容易出现各类细菌感染，如最常见的呼吸道感染。化疗期间如果出现严重感染是会威胁生命的。不同化疗药物和方案出现骨髓抑制、粒细胞缺乏的时间和程度不一样。医生建议患者化疗期间严密监测血粒细胞水平，及时处理。医生会根据患者粒细胞下降的时间和严重程度，给予治疗性使用提升粒细胞水平的药物，必要时还要加用抗菌药物。对某些引起粒细胞降低风险较高的方案，如两周密集化疗方案，医生还会给患者预防性使用G-CSF，减少患者出现粒细胞缺乏发热的风险，帮助患者顺利度过粒细胞缺乏期。随着化疗药物作用逐渐过去，骨髓造血机能恢复，粒细胞水平也会逐渐恢复至正常。TAC方案、AC-T/P密集方案中患者发生粒细胞缺乏并发热的比例超过20%，我们都推荐化疗后即预防性使用G-CSF，以保证化疗的顺利进行。

恶心和呕吐。通过调研发现，接受化疗的患者最不希望出现的不良反应就是"恶心和呕吐"。不少患者描述，整个化疗过程最难熬的就是恶心、呕吐的痛苦，患者对此印象深刻。呕吐严重的患者甚至会出现电解质紊乱、代谢性碱中毒，被迫停止化疗。目前研究认为，化疗引起的恶心呕吐和常见的胃肠道直接受到食物刺激不同，而是血液中的化疗药物同时通过中枢和外周两条通路作用于呕吐中枢进而导致呕吐。需要强调的是，并不是所有的化疗方案都会引起明显的恶心和呕吐反应，而且不同患者对药物的反应也完全不同。乳腺癌的化疗药物中，最容易引起呕吐的药物是蒽环类药物和铂类药物，其他药物导致呕吐的风险比较低。这种呕吐主要发生在化疗后第 1～5 天，然后大多自行缓解。医生在几乎所有的静脉化疗前都会给予常规止吐药物，如果是高致吐风险的方案（如 EC 方案），医生还会在化疗前加用多种止吐药物，如地塞米松、阿瑞匹坦等。这些预防性药物的应用，可以非常有效地减少化疗后呕吐的发生，有的患者甚至完全不出现恶心呕吐反应，有效帮助患者平稳完成化疗。如果您过度担心或者已经出现化疗后呕吐，要及时告诉医生以增加用药。

其他化疗不良反应也很常见并且需要及时处理。紫杉类药物的过敏反应，需要化疗前给予地塞米松进行预处理。化疗引起的肌肉关节疼痛，可服用止痛药物缓解。化疗引起便秘或者腹泻等消化道症状，除了化疗前给予制酸药物、胃肠黏膜保护药物，还要给予止泻或者促进排泄的药物调整胃肠功能。紫杉醇及铂类药物引起的周围神经病变，虽然目前没有好的预防方法，但是有研究提示可以尝试用度洛西汀、B族维生素改善症状。

化疗是消灭乳腺癌的有力武器，对一部分患者而言是必须的甚至是唯一的有效治疗方法。相信你的主治医生会为你选择合理的、安全的个体化方案，而且医生也有能力帮助你对抗化疗不良反应。

放心，化疗会结束，头发也会重新长出来！

3. 内分泌治疗——柔和的陪伴

女性的乳房一生都会受到雌激素的影响，无论是月经周期、怀孕期还是哺乳期。已有研究发现，雌激素在部分乳腺癌的发生和发展中起到了重要的促进作用，医生将这种乳腺癌称为"激素依赖型乳腺癌"。

所以医生就想办法对抗雌激素的作用，以起到治疗乳腺癌的作用。这就是针对乳腺癌的内分泌治疗。

方法一：减少体内的雌激素。

对于绝经前的女性来说，雌激素和孕激素主要是由卵巢合成、分泌的。医生用外科手术方法切除卵巢，则能减少体内的雌激素，这就是所谓的"手术去势"；也可以通过促性腺激素释放激素（GnRH）类似物抑制卵巢功能，以减少雌激素的产生，这就是所谓的"药物去势"。常用的 GnRH 类似物有戈舍瑞林、亮丙瑞林等。

　　另外一种雌激素的产生方式不是来自卵巢，而是肾上腺所分泌的雄激素在芳香化酶的作用下转变为雌激素。这是绝经后女性雌激素的主要来源。对于绝经后的患者，通过服用芳香化酶抑制剂来减少雌激素的产生，这类药物主要有阿那曲唑、来曲唑和依西美坦。这三种药物的疗效类似。

　　方法二：抑制雌激素的作用。

　　雌激素通过与其受体（ER）结合发挥作用。医生通过抑制雌激素受体的功能来抑制雌激素起作用。常用的药物包括：SERM 类的他莫昔芬（三苯氧胺）和托瑞米芬，SERD 类的氟维斯群。

　　大约 70% 的乳腺癌患者要么 ER 和 PR 都是阳性，要么两者中至少有一个为阳性，这些患者都需要进行内分泌治疗。内分泌药物治疗需要持续 5 ～ 10 年。具体应用哪种药物，多长时间，需要医生根据患者月经状态和肿瘤状态决定。

　　绝经前的患者，可以应用他莫昔芬（三苯氧胺）和托瑞米芬。对于高复发风险的患者，应用 OFS+AI（芳香化酶抑制剂）。

　　绝经后的患者，应用 AI 类药物。

　　随着药物研究的进展，CDK4/6 药物也逐渐加入到患者的内分泌治疗中。

　　内分泌治疗虽然时程很长，但是药物不良反应轻微，大部分患者能坚持服药。

SERM 类药物（如他莫昔芬和托瑞米芬）的不良反应主要是子宫内膜增厚。长时间服用后会增加子宫内膜癌的风险。所以当子宫内膜增厚到一定程度时，就需要妇科医生参与诊断和治疗。

AI 类药物（如阿那曲唑、来曲唑和依西美坦）的主要不良反应是骨质疏松和骨痛，所以服用 AI 类药物的同时医生会建议加强补钙，并定期监测骨密度。

4.靶向治疗——精确打击，效果显著！

现代科学研究已经证实，许多肿瘤细胞具有特异性的分子特征。也就是说，只有肿瘤细胞具有这些分子特征，而其他正常细胞不具有或者仅有很少量的这些分子特征。这些分子特征被称为"靶点"，这就是靶向治疗的理论和逻辑基础。可以根据这些特征开发出一些药物，只能识别肿瘤细胞的分子靶点以发挥作用，而对于其他正常细胞不发挥作用。换句话说，根据精密的"身份识别系统"分辨敌我，精确打击肿瘤。在这种理论基础指引下，许许多多的靶向药物已经被开发出来并完成了临床试验，进入了临床应用阶段，开创了恶性肿瘤治疗新的、充满希望的时代。

乳腺癌是靶向药物最早用于临床的领域，也是恶性肿瘤靶向治疗最为成功、最为成熟的领域之一。研究表明，在部分乳腺癌肿瘤细胞上，可能存在一些特异性的靶点，其中研究得最为透彻的是人表皮生长因子受体 2（HER-2）。HER-2 属于表皮生长因子受体家族的重要成员，在多种肿瘤细胞中有过表达，其中在 20%～30% 的乳腺癌细胞中会表现为阳性，而在正常组织中往往表现为阴性。HER-2 阳性的乳腺癌在靶向药物问世之前，预后是比较差的，容易复发和转移。1998 年，第一个以 HER-2 为特异性靶点的治疗药物——曲妥珠单抗上市，用于治疗 HER-2 阳性的晚期乳腺癌患者。研究表明，曲妥珠单抗能够有效地与肿瘤细胞表面的 HER-2 受体结合，并引起一系列细胞内的反应，从而抑制肿瘤增殖，并诱导肿瘤凋亡。在曲妥珠单抗在晚期乳腺癌的治疗作用被证实后，一系列的临床试验又证实了它在早期乳腺癌中的作用，如辅助治疗阶段和新辅助治疗阶段。可以说，曲妥珠单抗的成功应用奠定了靶向治疗在乳腺癌，甚至是恶性肿瘤治疗中不可或缺的地位。

在曲妥珠单抗之后，又有很多针对 HER-2 的靶向药物问世，如帕妥珠单抗、T-DM1 等。这些药物仍然基于对 HER-2 受体的亲和作用，但又各有新的特点和治疗作用。这些药物和"老大哥"曲妥珠单抗一起，在各阶段的 HER-2 阳性乳腺癌治疗中扮演着不可或缺的角色，成功逆转了 HER-2 阳性乳腺癌的不良预后，极大地提高了患者的生存期，并改善了生活质量。

乳腺癌细胞中还可能存在着其他的特异性靶点，如 ER、PR、mTOR、VEGF、PD-1、PD-L1 等。其中，针对 ER、PR 的治疗也可以被看成是广义的靶向治疗，但一般被归于内分泌治疗的范畴；依维莫司属于希罗莫司衍生物，可特异性地抑制mTOR蛋白活性，有研究表明其在晚期乳腺癌中可以发挥作用；针对PD-1、PD-L1的靶向治疗一般被归于免疫治疗范畴，目前研究表明其对于晚期三阴性乳腺癌有明显的疗效；贝伐单抗是针对血管内皮生长因子（VEGF）的特异性靶向药物，在消化道肿瘤、肺癌中应用广泛，但在乳腺癌的治疗中尚缺少充分的证据。总之，随着现代医药开发水平的迅猛发展，医生手中的"弹药"将越来越多，越来越高精尖。

对于患者靶向治疗方案的制订，一般遵循这样的流程。首先通过手术（或穿刺），取到乳腺癌肿瘤组织。然后，通过病理学检测及基因检测，明确肿瘤是否有相关特异性靶点。最后，根据特异性靶点的情况，参考国内外临床试验结果和指南，制订综合药物治疗方案，多数是靶向治疗和化疗相结合的方案。在制订方案的时候，还需要考虑患者的年龄、一般身体情况、脏器功能等因素。当然，靶向药物的价格、保险情况、药物可及性也是必须考虑的因素。总之，靶向治疗是充满希望的治疗手段，各种临床及研究信息也在持续更新中。作为临床医生以及患者本人，都需要时刻关注最新的药物研究进展，以尽可能地延长乳腺癌患者的生存期，并改善生活质量。

5. 放疗——另外一把"手术刀"

放疗就是用放射线照射来治疗肿瘤。乳腺癌的放疗是一种局部治疗，是乳腺癌综合治疗非常重要的一部分内容。

并不是所有乳腺癌的患者都需要放疗。目前认为下列患者应该放疗：

保乳手术后患者必须做放疗，能获得与乳房全切相同的生存率。

乳腺全切术后患者，有选择地实施放疗，能够有效降低局部复发甚至改善生存率。选择标准包括：原发肿瘤直径 ≥ 5cm；胸肌筋膜受到侵犯；腋下淋巴结转移数 ≥ 4 个，1～3 个淋巴结转移是否放疗要视具体情况而定。

局部和转移的患者，放疗是重要的治疗手段。骨转移患者可以通过放疗减轻骨痛，也能够减少病理性骨折的可能。脑转移患者，无法手术的时候，放疗或许是唯一的治疗手段。

放疗的部位一般包括乳房、胸壁、区域淋巴结。

是否实施放疗、放疗的部位和剂量，都需要由专业的放疗科医生决定。

放疗过程是如何实施的呢？

放疗前放疗科医生需要完善常规的临床检查，同时确定总体治疗方案和具体放疗方案，之后，医师会按照治疗方案的要求，确定患者放疗的体位（身体位置要求），有些需要制作体位固定器（乳腺托架，颈部、上肢固定装置等），然后进行模拟定位（CT 或 MRI），获得为进行下一步治疗计划设计所必需的患者治疗部位的影像解剖资料，包括需要照射区域的位置或范围、周围重要组织及器官的位置和结构等信息，将这些影像信息传入治疗计划系统进行放疗方案的具体设计和评估（医生需要完成靶区和危及器官的勾画、处方剂量设定，接着由物理师辅助进行剂量的具体计算，可能要经过好几轮的计算和优化，有些复杂的计划可能要好几天，最终评估是否是个符合治疗要求的放疗计划），最终计划完成后还要经过治疗前的模拟验证才能进入治疗。

总体来说，放疗不良反应比较轻。放疗科医生会全程负责实施和监测治疗。作为患者，需要尽量配合医生，以达到最佳治疗效果。

第五节

减少乳腺癌复发和转移
——靠你靠我

癌症的复发和转移会威胁患者生命。尽管导致患者死亡的机制很复杂，但是每位乳腺癌患者都感觉心中会有一根刺，不知道什么时候会给人致命一击。如何看待患癌的躯体？如何对待患癌的自己？这是我们共同面对的问题。

乳腺癌术后，我要如何看待自己？

我们在门诊时会这样安慰患者："恭喜您的治疗告一段落，您现在是个正常人了！"有的患者以为这只是"善意的谎言"。然而，这或许是个事实。对于乳腺癌发生的认知，目前有多种学说。有的医生认为，乳腺癌从发生开始就是全身性疾病；有的医生则认为乳腺癌起始时仅仅是乳腺局部的疾病，而后逐渐发展为全身性疾病。当完成手术、化疗、放疗等一系列标准治疗后，对大多数患者而言，体内已经没有肿瘤或者仅剩下未被发现而且没有引起症状的肿瘤，此时，患者的状态已经与健康人基本一样，复查和控制是治疗的最主要内容。

　　患者可以将自己看作类似糖尿病或者高血压病这样的慢性疾病的患者。服用内分泌药物如同"每日应用胰岛素控制血糖"。虽然部分患者有轻微不良反应，但是对正常生活已经没有太大影响。

　　不要对生活失去希望，勇敢面对时会发现疾病也没有那么可怕！

第七章

哺乳的那点事儿

"医生，我总是堵奶，怎么办？"

"医生，涨奶特别难受，自己按摩又总怕伤到乳房，有什么好的手法吗？"

......

你知道宝妈是如何哺乳的吗

　　说到哺乳，我们先来说说母乳是怎样产生的。当宝宝吸吮乳晕时，可以刺激到妈妈乳晕皮肤下方的机械—神经受体，从而产生一种神经冲动，这种神经冲动可以使中枢神经系统释放泌乳素和催产素两种物质。其中的泌乳素可以促进乳腺腺泡分泌乳汁，我们称之为泌乳反射；而催产素则可以使乳腺导管内的泌乳压力周期性升高，刺激乳腺管平滑肌，乳汁得以排出，我们称之为喷乳反射，也就是俗称的"奶阵"。

　　也就是说，通过泌乳反射和喷乳反射，妈妈就完成了分泌乳汁和乳汁排出的过程，宝宝也就有了"口粮"。

　　孩子想吃到这口粮食也不容易。什么是正确的哺乳姿势呢？

　　在哺乳过程中，作为妈妈最重要的就是和宝宝一起建立一个正确的哺乳姿势。其要点是：帮助宝宝压下巴，翻嘴唇，尤其是下嘴唇，让宝宝的嘴巴张到足够大，保证吸吮时衔住的是乳晕，而不是乳头。这样宝宝吸吮的时候刺激的才是妈妈乳晕皮肤下方的机械—神经受体，产生的神经冲动才能有效促进中枢神经系统释放泌乳素和催产素，刺激出的泌乳反射可以不断产生乳汁，喷乳反射使得乳汁顺利排出。

　　这样既可以让宝宝有效地吸吮，也可以减轻宝妈们喂养时的疼痛感，降低哺乳期积乳及发生乳腺炎的概率。

第二节
如何挤奶

在哺乳时，除了让宝宝直接吸吮，以人工挤奶的方式挤出奶水再进行喂养同样可行。目前，人工挤奶的方式有手动挤奶、机器辅助挤奶两种。

1. 我们先来说手动挤奶。这个过程首先需要通过按摩刺激喷乳反射，也就是"奶阵"，再通过正确的手法帮助乳汁排出。具体的按摩手法有乳房按摩法和乳头刺激法两种。

乳房按摩法1——螺旋式按摩法：指腹稍微用力，从乳房上方的胸壁开始，以螺旋方式按摩乳房。

乳房按摩法2——垂直式按摩法：手从乳房上方胸壁，轻抚至乳头。

乳房按摩法3——地心引力法：身体微向前倾，借助地心引力让乳房往下垂，然后用双手轻轻晃动乳房。

乳头刺激法：用拇指和食指轻轻旋转摩擦乳头，以达到刺激奶阵的效果。

但是这个时候经常会有哺乳妈妈用双手直接拉扯、挤压乳头的情况。这样不仅无法有效排出乳汁，还会使乳头下方的大导管肿胀，堵塞乳孔，继而引发乳汁淤积，甚至乳腺炎。

那么如何正确地使用手法排出乳汁呢？这个时候需要使用"C"字形法：将手指与手掌弯曲呈"C"字形，放在乳晕周围2～3cm处。第一个动作是下压，也就是5个手指垂直、轻柔地向胸腔方向按压。第二个动作是挤，也就是逐渐向乳头乳晕方向收拢五指。压、挤、压、挤，通过这两个动作反复地配合，就可以有效、无痛地排出乳汁。

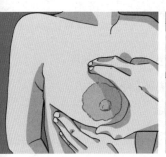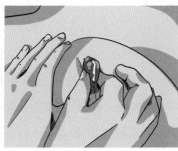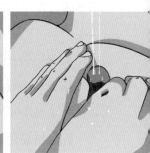

图37 "C"字形法排出乳汁

2.除了手动挤奶外，还可以使用机器来辅助。机器辅助挤奶，选择合适的吸乳护罩至关重要。

主要有手动辅助吸奶器挤奶、全自动吸奶器挤奶这两种方式。这里更推荐用全自动吸奶器挤奶，因为手动辅助吸奶器仅靠真空负压抽吸，没有刺激奶阵的环节，因此排出乳汁的效率有限且容易损伤乳管。而全自动吸奶器由于增加了按摩刺激奶阵的步骤，并且同时具备真空负压抽吸和正压挤压的功能，使得吸奶效率得到大大提升。

选择一个适合乳头乳晕大小的吸乳护罩是非常重要的。这是因为如果吸乳护罩过小，可能导致乳头乳晕皮肤湿疹或破损；如果吸乳护罩过大，可导致放置部位乳管肿胀，造成乳汁淤积。

那么怎样才算合适呢？主要根据乳头根部的直径大小来定。如吸奶前乳头直径是 17mm，在此基础上增加 3～4mm，便是一个合适吸乳护罩的大小。

第三节

乳汁淤积怎么办

如果发生了乳汁淤积，首先需要寻找乳汁淤积的原因及部位，其次要及时排空乳汁淤积部位的乳房。

1. 如果乳汁淤积在出乳孔怎么办?

举个例子，当宝宝衔乳时只衔乳头不衔乳晕，就可能导致乳头表皮损伤，新生的皮肤组织便可以堵住出乳孔，俗称"白泡"；而如果乳汁浓稠，逐渐脱水，就容易形成奶栓，俗称"白点"。这两种情况都可以导致乳汁淤积在出乳孔。

除了通过手法疏通以外，可能很多哺乳妈妈听月嫂或通乳师说过可以用缝衣针来疏通。但是导致很可能由于操作不当缝衣针的尖端反而损伤乳管，而且缝衣针不是无菌的，由其带来的细菌可能使一个单纯的乳汁淤积引发细菌感染，造成哺乳期乳腺炎。

相比之下，无菌秃头针由于其钝头及无菌的优势则是更好的选择。

2. 如果乳汁淤积在乳房体内怎么办?

首先应当通过按摩刺激出喷乳反射,同时在淤积部位的乳房使用大拇指按压,再结合"C"字形挤奶法,才能顺利有效地排空乳汁。

第四节

如何缓解通乳之后的疼痛

　　通乳过程中的疼痛是不少宝妈的"噩梦"，通过科学随机对照实验发现，用在4℃下冷藏过的卷心菜叶外敷能有效缓解疼痛（对卷心菜叶过敏者禁止使用）。

　　具体操作是：先选取新鲜的、嫩的卷心菜叶，洗净卷心菜叶，最好剔除卷心菜叶的茎（使其更好地服帖乳房），随后放入4℃冰箱里冷藏。将冷藏好的卷心菜叶置于运动胸衣内，包裹覆盖整个乳房，每2小时或卷心菜叶温度升至与体温一样时更换一次，直至肿胀缓解便可停止使用。需要注意的是：肿胀缓解后如仍长期使用，会降低乳汁产出量，所以宝妈们要把握好冷敷时间啊！

编者的话

本书在编写过程中，得到了孙强教授、周易冬教授的大力支持。感谢两位教授针对书稿内容提出中肯意见，感谢他们的悉心指导。此外，黄欣、李炎两位医生也参与了编写工作，他们分别编写了哺乳及乳腺癌靶向治疗相关章节，对他们的辛勤付出表示感谢。

由于编写时间仓促，本书难免存在一些欠妥之处，恳请各位专业人士和广大读者指正。